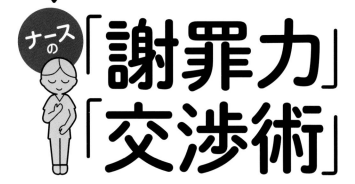

クレーム対応に困らない

ナースの「謝罪力」
「交渉術」

対人関係力を高める **7**つの**レッスン**

著 廣田早恵美
HIROTA SAEMI

メヂカルフレンド社

はじめに

あなたは、今までにクレーマー化した患者や家族に悩まされたことはありませんか？　本書は、クレーマーから看護師（あなた）を守ることに特化した一冊です。

医療は日々進歩していますが、看護業務の煩雑さが減ることはありません。なぜなら、病気を抱えた人に必要な医療を提供するためには、決して手を抜くことはできないからです。そこに、もし一方的で理不尽な要求をしてくる患者や家族、いわゆるクレーマーが自分の前に現れたらどうなるでしょうか。

現在、様々な分野でクレーマーとよばれる人が増え続けており、そこには時代の流れも加担しているといえます。ソーシャルネットワークサービス（SNS）の発展、2000年代からのスマートフォンの普及に伴い、インターネットを通じて多様なコミュニケーションが実現できるようになりました。その一方で、根拠のないうわさ話を悪意をもって発信されたという被害も耳にするようになりました。また匿名で個人の意見を発信できるアプリケーションを使い、インターネットの情報拡散力を悪質な目的で利用して世の中を混乱させるネットクレーマーも出現しています。

クレームをつける対象には、病院や医療者も含まれます。日々数多くの患者や家族の対応に当たる看護師は、直接的な一対一のコミュニケーションの機会が多く、相手がクレーマーである危険性もはらんでいます。クレーム対応には多大なエネルギーが必要となるため、通常業務の遂行が妨げられるだけでなく、精神的なダメージも受けることになります。

筆者は17年間看護師として現場に立ち、またコミュニケー

ション研修の講師として経験を積んできました。本書では、これまで培った経験をもとに、医療現場で日夜奮闘している看護師をクレーマーから守るための対処法について紹介します。多種多様なクレーマーに最適な対応をとるためのヒントとして、その特性ごとに分類して解説したり、実践的な対処法をお伝えします。また、クレーマーへの対応力をつけるためのコミュニケーショントレーニングなど、様々なアプローチを試していただける構成になっています。クレーム対応はもちろん、看護実践にも生かせるコミュニケーションスキルとして、あなたの成長のために本書を活用してください。

＜本書の内容から＞
▶クレームが発生しやすい医療現場の状況と、クレーマー化する患者と家族を徹底分析。
▶医療現場でみられるクレーマー事例を詳細解説。
▶クレーム対応の実践編「謝罪力」と「交渉術」。
▶日常で簡単に取り組めるセルフマネジメントとコミュニケーショントレーニングを紹介。

※Lesson 3で紹介している事例は、医療者へのインタビューをもとにしていますが、プライバシーへの配慮、また守秘義務の観点から、アレンジを加えていることをお断りしておきます。

目　次

4

表紙デザイン：スタジオダンク　本文デザイン：スタジオダンク　本文イラスト：スタートライン

クレームにつながる
患者・家族の状態を知る

　最初に、「人間の欲求」という観点から、患者や家族がクレームを言うに至るまでのプロセスを解説します。あわせて、クレームに対応する看護師の状況も知っておきましょう。

　『孫子』の一節に、「彼を知り己を知れば百戦殆（あや）うからず」という言葉があります。「向かう相手の実情と自分の実力を正しく知ることで、負けない戦い方ができる」という意味です。クレームという行動をとってしまった患者と家族について理解すること、看護師自身の状況を知ることが対策の第一歩です。

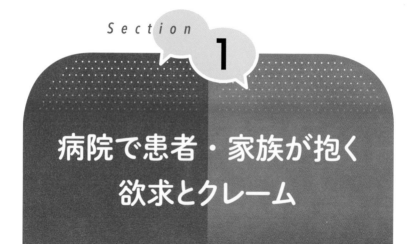

Section 1

病院で患者・家族が抱く欲求とクレーム

1 「人間の欲求」の分類

　「人間の欲求」については様々な分類があります。食欲、性欲（排泄欲）、睡眠欲の三大欲求や、アメリカの心理学者マズロー（Maslow AH）の自己実現理論[*1]がよく知られています。

　アメリカの心理学者マレー（Murray HA）は、心理学史において初めて欲求をリスト化し、1938年に"Explorations in Personality"を刊行しました。マレーは、欲求を臓器発生的欲求（生理的欲求）と心理発生的欲求（精神的欲求）に分類しています。前者は、食べたい、空気を吸いたいなど、生きていくために必要な欲求をいい、後者は、優秀だと思われたい、お金持ちになりたい、仲間として認められたいなど、人が社会のなかで求める精神的な欲求をいいます。

---

*1　マズローの自己実現理論（欲求段階説）：人間の基本的欲求を、生理的欲求、安全の欲求、社会的欲求、承認の欲求、自己実現の欲求の5段階のピラミッド構造で理論化した。

病院は「欲求のデパート」

　患者や家族が抱いている欲求を、生理的欲求と精神的欲求で分けてみると、様々なものが考えられます（表1-1）。そして、どちらの欲求も満たされていない状態の人が多数存在しているのが病院といえます。

　患者や家族は、疾患やけがの状態によって不自由を強いられ、様々な欲求を抱き、医療者に何とか解決してほしいと願っています。そこに、もともともっている仕事や家庭のストレスが加われば、医療者への要求はさらに多様化します。こうした人々が、病院という1つの場所に多く集まるのですから、病院はいわば「欲求のデパート」状態となるのです。

●表1-1　**患者・家族の抱いている欲求**

生理的欲求	◆苦痛を和らげてほしい ◆痛みの原因を教えてほしい ◆身体の感覚を戻してほしい ◆痛いことはしないでほしい ◆早く診てほしい ◆見えないように処置してほしい ◆食べたい物を食べさせてほしい ◆トイレに連れていってほしい　など
精神的欲求	◆不安を解消してほしい ◆大丈夫だという保証がほしい ◆気持ちをわかってほしい ◆優しく接してほしい ◆ゆっくり話を聴いてほしい ◆わかりやすく丁寧に説明してほしい ◆高額な医療費を求めないでほしい ◆長く病院においてほしい ◆大切な人の命を救ってほしい ◆面会を許可してほしい　など

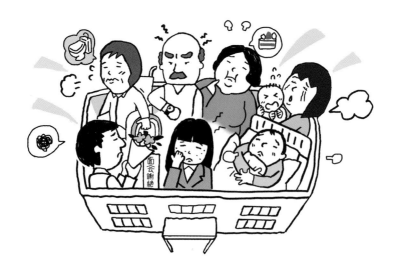

　デパートには、複数の分野の専門店があり、消費者に購入し
てもらうのを目的に多数の商品が陳列されています。病院は、
それぞれの診療科に生理的、精神的な欲求を抱えた患者が解決
を求めてひしめき合っています。同じ症状や疾患であっても、
実際には患者の数だけ特徴や違いがあり、一人ひとり話を聞く
までわからないのです。

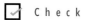

Check

患者・家族は、欲求が満たされていない状態で病院を訪れる。

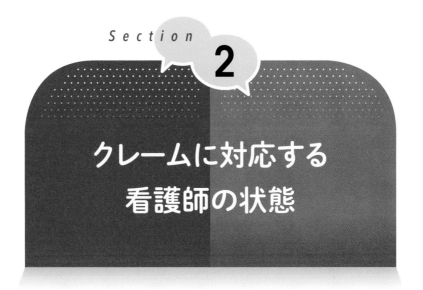

クレームに対応する看護師の状態

❶ 病院内に生まれる過敏な状態

　患者・家族は、病院に来る前から様々な不安やストレスを抱えているため、精神的にも肉体的にも過敏な状態になっています。ふだんは気にならない些細なことにも苦痛を感じ、怒りがわきやすくなっています。検査や治療など医療者の対応だけでなく、他の患者の表情や言動も不安を増幅させる材料になることがあります。

　こうした状態にある患者や家族とかかわる医療者には、そのような環境下でもそれぞれの専門性を発揮し、役割を全うする姿勢が求められます。生命に対する緊急度が高い状況であるほど、ミスは許されず、仕事の難易度も上がります。すなわち、患者・家族だけでなく、冷静であることや適切な判断で迅速な行動をとることが要求される看護師も、過敏な状態になっているといえます。

❷ 頑張りすぎる看護師

　常に患者の安全を最優先に考え行動している看護師は、自分自身の心身の状態について鈍感になりやすいです。患者の体調や心理状態に意識のダイヤルを合わせ、自分のことを後回しにした結果、自分への感度が鈍ってしまうのです。そこには、感情に振り回されず冷静でいるために、あえて自分へ向かう意識を鈍らせる術を身につけていることも考えられます。

　また、看護師は自分の体調が不調でも、それ以上に状態の悪い人を前にすると、無理をしてでも何とかしようと頑張ってしまいます。過敏な状態の患者や家族が集まる病院で、無理を重ねて頑張る看護師の姿は、まるで目に見えない有刺鉄線が張り巡らされている戦場を無我夢中で走り回る戦士のようです。傷を負っても痛みに気づかず走り回り、必死に働いているうちに

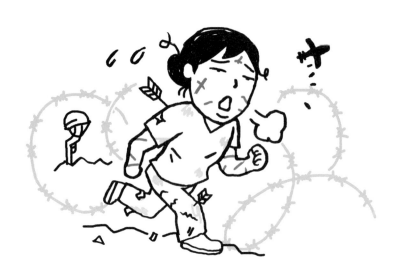

心身が疲弊していきます。さらに恐ろしいことは、その環境に
日常的にさらされていることで苦痛に慣れてしまうことです。
なかには、看護師としての責任感が強いために、自分の傷に気
がつかないフリをしている人もいるかもしれません。

　看護師も患者や家族と同じ人間です。看護師が自分自身をき
ちんと労わらなければ、ベストな状態で働くことはできないと
認識しましょう。

☑ Check

看護師は、一生懸命になるほど自分の心身の状態に鈍感になる。

「欲求」が「怒り」に、「怒り」が「クレーム」になるまで

1 一人ひとりのニーズに合わせた看護とは

　看護師は、「患者一人ひとりのニーズに合わせた看護を提供する」というフレーズを、学生時代から何度も耳にしています。患者一人ひとりのニーズに合わせて看護プランを立て、最善のケアへとつなげることは、看護師にとって基本的な考え方でしょう。しかし、これがどれだけハイレベルな対応を意味しているのか、考えたことはありますか。

　看護師は、日々、様々な欲求を訴える患者や家族と向き合い、話を聴き、安全で最適な看護を提供しています。さらに、多職種と連携を図るために情報を共有し、患者にフィードバックします。一人ひとりのニーズに合わせた看護を提供するということは、多様な状況に応じて、上記の手順を繰り返しているということです。それは非常にハイレベルな対応といえるのです。

「欲求」がどのようにして「怒り」に 変わるのか

　欲求に良い悪いはありません。欲求から生じる考えや行動が、周囲にとってどの程度対応可能かによって、その後の展開が変わってきます。

　たとえば、痛みを取り除いてほしいという欲求があり、鎮痛薬で症状が治まれば、安心や満足につながります。一方で、痛みがあって受診したにもかかわらず、受付で長時間待たされ、やっと自分の診察の順番がきたと思ったら、カルテを見た医師に、まずは検査をしましょうと告げられたらどうでしょうか。痛みを抱えて検査室に移動した患者は、スタッフに自分がどれくらい待たされているか文句を言うかもしれません。検査後に診察室に戻ってきて、医師に、自分はいつから痛みを我慢しているかについて切々と訴えるかもしれません。次に案内された処置室で、看護師に、採血をする理由や準備された採血管について詰問するかもしれません。

　このように、怒りの感情は、自分の欲求が解消されない、またはかなえてほしい要求が通らないことで生じるのです。

 ## 「怒り」から「クレーム」へ

　クレームを言うなどの攻撃的な行動は、多くは怒りの感情が元になっています。では、欲求が怒りに、怒りがクレームへと至るまでにはどのようなプロセスを経るのでしょうか。

　本来、クレーム（craim）とは、サービスに対する苦情や改善要求、契約あるいは法律上の権利請求を指し、クレーマー（craimer）とは、企業などに改善要求や権利請求をする人を指

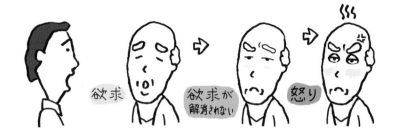

します。最近は、不当で強迫的な要求や請求の意味で用いられることもあり、度を越えた苦情や悪質な行為、悪意のある要求と判断した場合、顧客や消費者を「クレーマー」とよぶことがあります。病院でクレーマー的な行為をする患者を「モンスターペイシェント」とよんでいることもあります。これは、自分の欲求を怒りのままに医療者や組織に不当に請求する様子をモンスターにたとえています。

　このように、クレーマーには様々なレベルがあり、怒りがクレームへと至るまでにも様々なプロセスがあります。次のLesson 2 で詳細をみていきましょう。

☑ Check

病院は、患者がクレーマーに陥りやすい環境にある。

Lesson 2

クレーマーのレベルを
見きわめる

　看護師が自分やチーム、組織を守り、クレーマーをモンスター化させないためは、まずは「相手を知ること」が必要です。相手を知ることで、対応の仕方をより具体的にイメージすることができます。クレーマーの心理を理解し、レベル分けすることで対応策を考えていきましょう。

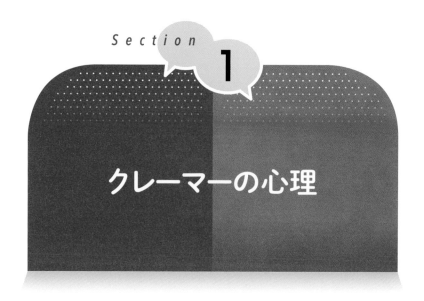

クレーマーの心理

1 怒りの原因を推測する

　病院には、様々な欲求を抱えた人が訪れますが、もちろんすべての訴えがクレームというわけではありません。その選別には注意が必要です。

　たとえば、ふだんから看護師への接し方が厳しく、夜間に何度もナースコールを鳴らして痛みを訴える患者に、指示どおりの鎮痛薬を投与しましたが、痛みが治まらないと怒鳴られたらどうしますか。看護師が、薬剤の効果が出るまでにはもう少し時間がかかることを説明しようとしても、患者は医者を呼べと叫び続けています。

　この例で考えるべきは、何が怒りのきっかけとなり、怒鳴るという行動を引き起こしているのかです。病気に対する不安、痛みや不眠によるいらだち、入院による仕事上の損失などが考えられます。また、疾患による症状の一つかもしれません。看護師は経験から様々な状況を推測し、正常な訴えなのかクレー

ムなのかを適切に判断する必要があります。そして、正当な訴えであれば看護師として対応しますが、不当な要求であった場合は、一人ひとりに合わせた対応が必要となります。

　怒りをぶつけられてためらうのは、人として自然な反応です。そもそも人には防御反応や防衛機制が備わっています。相手の怒りが大きければ「クレーマー」とラベルを貼り、自分を納得させたくなるかもしれません。ですが、ラベルを貼るだけで状況は改善しません。相手や状況に応じて対応ができるように、クレーマー化する人の特徴を把握しておく必要があります。

2 正当性を主張する

　クレームは、対応を誤るとエスカレートしていきます。クレームを言う人は、自分の主張に納得してほしい、要求を通したいと思っています。また、自分の要求の正当性を訴えるために、それを揺るがしかねない意見を受け入れないことがあります。

　対応する側にとって非常識で現実的に受け入れがたい要求であっても、要求する側は、自分は耐えがたい状況に陥れられたのだから、受け入れるのが当然と主張します。すなわち、自分は被害者であるという「弱者対強者」の関係を設定し、弱者を守るべきと主張するのです。こういう状況になると、医療者側、病院側が正論で説明をしても、解決にたどり着くのは難しくなります。

☑ Check

理不尽に思える要求でも、相手にとっては
つらぬきたい正義であると理解する。

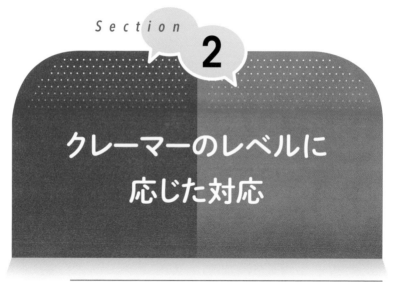

 クレーマーのレベルと難易度

　医療の世界に限らず、情報ネットワークが複雑化している昨今、クレーマーも多様化しています。クレーマーへの対応策を検討するにあたって、まずクレーマーをトリアージしてレベルを見きわめましょう。クレームの強さ、対応の難易度に従って、クレーマーをレベル分けして考えていきます（図2-1）。

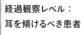 経過観察レベル：
耳を傾けるべき患者

軽症レベル：
ソフトクレーマー

中等症レベル：
モンスタークレーマー

重症レベル：
プロ級クレーマー

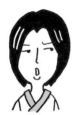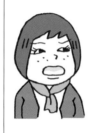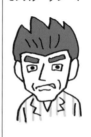

図2-1　クレーマーのレベル

2 経過観察レベル：耳を傾けるべき患者

　訴えが多かったり、きつい口調で対応を迫るなど、対応困難事例としてカンファレンスで取り上げられますが、要求の内容が正当な場合は経過観察レベルです。この場合、誠意をもって対応することで満足度が上がり、協力的になることもしばしばあります。

　患者や家族の多くは、忙しそうな医療者に声をかけにくいと感じており、要求があっても我慢しがちです。しかし、情報社会の現代では、SNS（social networking service）を利用して、自分の不満や苦情を不特定多数の人に匿名で発信するケースも少なくありません。SNSを目にした人が、その内容に共感すれば拡散していき、「評判の悪い病院」として認知される可能性も大いにあります。

　正当な訴えと判断した場合は、誠実かつ迅速に対応しましょう。

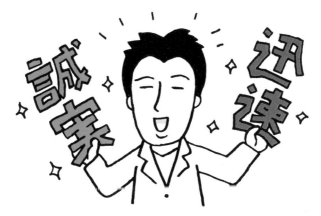

正当な訴えに誠実かつ迅速に対応することが、クレーマー化を予防する

③ 軽症レベル：ソフトクレーマー

　自分の存在をアピールするために、大声を出したり怒鳴ったりして、怒りの感情を周囲に飛び火させようとするのが軽症レベルのソフトクレーマーです。

　サービスを提供する側が顧客満足を追求すればするほど、ソフトクレーマーが増加するという皮肉な構造があります。カスタマーサービスは、本来、サービスに対しての指導や意見を受け付ける場所ですが、門戸が広いため、クレーマーも利用しやすくなっています。個人が自由に情報を発信できる SNS も、クレーマー化の一因になっていると考えられます。

　自分の欲求が解消されなかったときに、感情に任せて大声を出したり、怒りをあらわにする人は、以前も同じような状況で相手に怒りをぶつけて要求が通った経験をしており、不満があるとこうした行動をとりやすいといわれています。このレベル

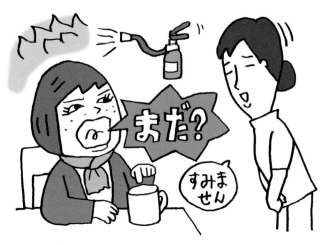

ソフトクレーマーには、初期消火の「謝罪力」で鎮火する

のクレーマーには、Lesson 4の「謝罪力」で根気よく対応します。怒りを抑えられずクレームという形になって爆発しているので、まずは怒りの炎を鎮火します。謝罪をおろそかにして何かを伝えようとすると、火に油を注ぐことになります。

中等症レベル：モンスタークレーマー

医療者側に非がなくても、非常識で理不尽な訴えを通そうとするのが中等症レベルのモンスタークレーマーです。ソフトクレーマーとの違いは、謝罪や正当性が通用しないという点です。

モンスタークレーマーに対して、医療者側の「患者・家族のために」という姿勢は命取りになります。対応者が良い人であるほど、格好の獲物になりうるのです。一見して良識のある普

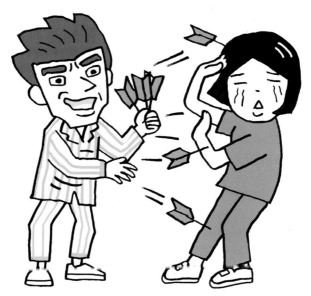

モンスタークレーマーは、優しい看護師が恰好の獲物

通の人にみえる人が悪質なクレームをつけてくるため、対応が困難でもあります。昨今では「シルバークレーマー」という言葉も耳にするようになりました。知識が豊富な高齢者が、自分の要求を通すために言葉を武器にクレームをつけてくるのです。

　モンスタークレーマーは、金銭など利益を目的としている人もいれば、短絡的で常習的にクレームを繰り返す人、クレームをつけることを楽しんでいる人など、多岐にわたります。このレベルのクレーマーには、Lesson 4の「謝罪力」はもちろん、Lesson 5で紹介する「交渉術」が必要になります。クレーマーに謝罪しながら多くの情報を得て、相手の要求をエスカレートさせることなく交渉を成立させなくてはいけません。詳しくはLesson 5で解説しますが、対応には高度なコミュニケーション力が求められます。

⑤ 重症レベル：プロ級クレーマー

　クレームをつけることを職業とし、悪質で反社会的といえる重症レベルをプロ級クレーマーといいます。モンスタークレーマーとの違いは、個人の欲求を満たすためではなく、巨額な金銭などの不当な利益を病院組織に要求する点です。こうした相手の要求に一度でも応じてしまうと、収入源とするために組織の隅々まで念入りに調べ上げ、些細なほころびを見つけ出し、次の一手を繰り出してきます。

　たとえば、「誠意をもって賠償するって言うなら、そう一筆書けば許してやる」という脅しにあい、恐怖から逃がれるために書いてしまったとしましょう。このような文書は念書（後日の証拠になるよう、念のために書き記す書面）といって、渡す

と大変厄介です。念書の効力は簡単に否定できませんし、裁判
となれば書面は重視されるので、不利な状況になってしまいま
す。対応中には、何があっても文書は書かない、渡さないと肝
に命じておかなければなりません。

　プロ級クレーマーへは、「交渉術」などコミュニケーション
という観点では対応できません。決して一人で判断せず、直ち
に弁護士に依頼するなど、組織での対応に切り替えましょう。

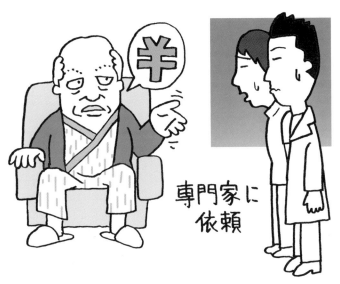

プロ級クレーマーの対応は、直ちに専門家に依頼

☑ Ｃ ｈ ｅ ｃ ｋ

限られた医療資源を無駄にしないために、
クレーマーをトリアージして対応策を練る。

Lesson 3

医療現場でみられる
クレーマー事例

患者の意識が向上した現代、病院や医師が選ばれる時代に突入し、患者満足（patient satisfaction）という考え方が広まりつつあります。病院には質の高い医療技術やケア、サービスが求められ、組織全体での取り組みが必要になってきました。情報社会では、医療に対する患者の目はいっそう厳しくなり、患者満足を追求すればするほど、クレーマーが増加するという流れも止められないのが現状です。こうした流れのなか、医療業界でどのようなクレームが発生しているのか、そこから何を学び、自分自身やチームの発展につなげられるかについて事例をあげて紹介します。「自分がクレーム対応をすることになったら」と想像力を働かせながら読み進めてください。

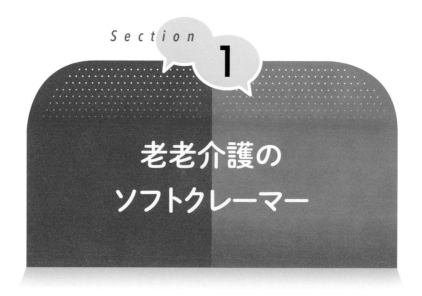

老老介護の
ソフトクレーマー

1 日本の介護の現状

　日本の高齢化率は急激に進み、1970年に高齢化社会に、1994年に高齢社会、2007年に超高齢社会へ突入しました。高齢化率は2025年に約30％、2060年に約40％に達するとみられています。

　超高齢社会では、介護を受ける高齢者が増え、それに伴って介護者も必要になります。近年では「老老介護」や「認認介護」という言葉も使われるようになってきました。

　老老介護とは、高齢者の介護を高齢者（主に65歳以上）が行うことで、「高齢の妻が高齢の夫を介護する」「高齢の子どもが親を介護する」などのケースがあります。2013年に厚生労働省が行った国民生活基礎調査では、在宅介護をしている世帯の半数以上に当たる51.2％が老老介護の状態にあるという結果[1]

1）厚生労働省．平成25年　国民生活基礎調査の概況．介護の状況．
　　< https://www.mhlw.go.jp/toukei/saikin/hw/k-tyosa/k-tyosa13/dl/05.pdf >［2020．March 6］

が出ました。このようなケースのなかには、介護をしている両親の年金で生活しているという世帯も存在します。家族のきずなや親への愛情という理由だけでなく、経済的な側面から「長生きしてほしい」と必死に願うというのも、今の日本の現実です。

2 事例の背景

　80歳代の女性患者は、自宅で転倒し鎖骨骨折にて受診しました。患者の娘は、母親は痛みを訴えているので自宅でみることはできないと入院を希望しましたが、満床との理由で断られ、転院となりました。

　転院先の病院に入院後、患者は鎖骨バンド固定の保存療法となりました。患者には認知症があり、バンドをはずして動くため、痛みから大声で騒いでしまうという状況でした。介護者である娘は、毎日病院に来ていますが、治療やケアの内容、患者の認知症の状態などについての説明が理解できないことが多く、協力を得るのが困難な様子でした。

3 クレームの内容と対応

　「あんなに痛がっているのに、なんで診てくれないの！」
　患者が痛みを訴え、娘が興奮して看護師に詰問する、という状況が繰り返されました。バンド固定をはずさないために、三角巾で補強するなどの工夫をしていることを伝えても、「あんなに痛がっているのに、なんで診てくれないの！　母はしっかりしているんだから！」と、認知症を認識していない発言もたびたび聞かれました。

▶ うちの母を優先して！

　患者は、もともと食事も介助が必要な状況であり、自宅では娘が介助していました。病棟には食事介助を必要とする患者が多く、食事介助は順番に回っていました。

　娘は「母がおなかが空いたと怒っているんですよ！　どうして放っておくんですか！」と看護師に訴えました。看護師は謝罪をし、順番に介助している状況を伝え、前の人が終わり次第行きますと説明しました。しかし、「母が怒っているんだから、うちの母を優先して！」と、娘の訴えは変わりません。患者に嚥下障害はなく、自宅での食事と近いきざみ食を提供しているので、看護師は「ご家族が食事の介助をしてもいいですよ」と伝えましたが、「こちらは入院費を払っているんですから、私は絶対にしません！」と答え、怒りながらスタッフを待っていました。

▶ ほかの病院を紹介して！

　骨折も良くなり、退院の目途が立ちました。患者には内科疾患があるため、全身状態や年齢から生じる急変のリスクについ

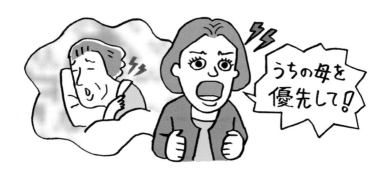

て、主治医が娘に説明しました。娘は、入院していたのになぜ悪くなる可能性があるのか理解できず、「何のために入院させたのかわからないじゃない！」「ほかの病院を紹介して！」と訴えました。主治医は患者が受診するのは負担が大きいと判断し、診療情報提供書と資料を準備し、娘に渡しました。

後日、セカンドオピニオンの医師からの意見が主治医と同様であることを娘に説明すると、その翌日に退院しました。セカンドオピニオンの報告書を待っている数日、「忙しいんだから今月末までここに置いておいて！」「私には私の生活があるんだから」という言葉がきかれたことから、介護が必要な母親を少しでも長く入院させておいてほしかったのかもしれません。

4 この事例から学べること

入院時から過度な要求をする娘に対して、看護師は消極的な気持ちをもってコミュニケーションをとっていたと思われます。業務に追われるなかで、時間をとられがちな患者や家族に向き合うのを避けていたのかもしれません。その結果、今回のような悪循環を招いたと推察されます。「手がかかる」と認識した患者や家族こそ、早い段階でゆっくり話を聴いて本当のニーズを探ることが必要です。そうすることで、主治医やソーシャルワーカー、ケアマネジャーと早期に情報を共有することができ、退院に向けての課題を事前に把握できた可能性があったのではないでしょうか。

☑ Check

クレームの裏にある本当のニーズを探る。

介護者の交代で登場した
モンスタークレーマー

　患者の病状やふだんの生活状況を知らない遠方にいる家族が連絡を受け、治療内容に納得できずクレームを訴え、話がこじれてしまうというケースはよくあると思います。これまで元気だった患者の深刻な病状を突然目の当たりにした家族や親戚がショックを受けるのは当然のことです。そのショックから、モンスタークレーマーが登場することもあります。

1　事例の背景

　患者は認知症のある高齢の男性で、妻を亡くし、介護は長女が担っていました。内科疾患で入院したのですが、入院中に認知症が進行し、徘徊がみられるようになりました。病院の既定どおり事前に同意書を得て、入院中に安全が保てないときは、車椅子用の安全ベルトを装着していました。

　ある日、長女の夫が手術を受けることになり、しばらく父親の介護ができなくなりました。遠方に住んでいる患者の長男に連絡し、介護を交代することになりました。

2 クレームの内容と対応

▶ 今すぐ父を退院させろ

　長男は病院に来て患者の安全ベルトを見て、「今すぐ父を退院させろ！」と訴えました。自分の居住地にあるグループホームに入所させるために、新幹線で連れて帰るから、すぐに退院させてほしいというのです。

　患者は経口摂取困難で、精神状態も不安定であり、主治医は、今の段階での退院は難しく、施設入所は許可できないこと、内科も診てくれる精神科を勧めたいことを伝えました。また、新幹線での移動は急変の可能性があることも説明しました。せめて患者の状態が安定してからではとも提案しました。

　主治医の説明のあとも、長男は「新幹線に乗せるのは危険だと言ったが、それはそちらの主観」「移動中に亡くなっても仕方ない」と言い、「父が安全ベルトをしているのを動画に撮って親戚中に送った。これは高齢者の虐待だ！」「受け入れてくれるグループホームにも連絡しているから、早急に情報をファ

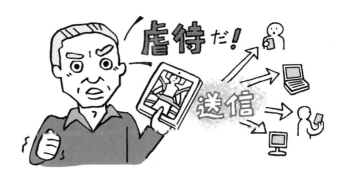

ックスしてほしい」「退院させてくれないなら、動画を持って病院を訴える」と、一気に話を進めていきました。

　グループホームの施設長からも「今の状況を教えてほしい。私たちは家族に寄り添う立場なので」と、強い口調で電話がありました。

　その後、最初の介護者であった長女と長男と一緒に説明する機会を設定しましたが、長男は来ませんでした。長女は、長男のクレームについて何も知らず、「病院には申し訳ないことをしました。もう一度、家族で話し合います」と答え、長女が介護者に戻るということで落ち着きました。

3 この事例から学べること

　この事例について、長男の主張をクレームととらえるのではなく振り返ってみましょう。長男の訴えは、「父親を大事にしてほしい」という思いから引き起こされた言葉ではないでしょうか。クレームという先入観を捨ててこうした視点がもてれば、対応する心構えが変わってきます。

　患者や家族からのクレームの根底には、自分たちへの対応を変えてほしいという願いがあります。つまり、医療者に期待しているのです。受け手である看護師は、患者や家族の期待する内容を理解し、治療として必要なこととわかってもらえるように伝えていく努力をしてください。また、多職種の意見が聞けるカンファレンスを積極的に開催するとよいでしょう。

☑ Ｃｈｅｃｋ

家族がクレーマーになった場合、家族間の関係性や誰が
キーパーソンかによって、事態の悪化もあれば収束もある。

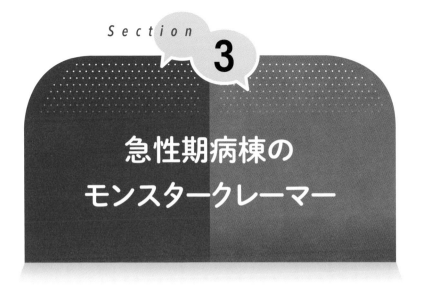

Section

3

急性期病棟の
モンスタークレーマー

　急性期は、様々な症状が急激に出現するため、患者にとって身体的、精神的な負担が大きい時期です。急性期病棟は、刻一刻と変化していく患者の状態を正確に把握する必要があり、看護師には的確な状況判断と迅速な対応が求められます。また、チームメンバーや他職種と連携し、急変のリスクに備えるなど、緊張感が高い環境といえます。

　看護する側もされる側も、緊急度、重要度ともに高い状況にある急性期病棟は、クレームが発生しやすい状況といえます。

1 事例の背景

　急性期病棟に入院している50歳代の男性患者は、これまで独身で生活スタイルが確立しており、入院生活のリズムに馴染めませんでした。些細なことにもこだわりがあり、思いどおりにいかないとすぐに大声で看護師を怒鳴りつけていました。

❷ クレームの内容と対応

▶ 食事が来ていない！

　昼食の時間に、患者が病室にいなかったので看護師は一度下膳した後、ほかの業務についていました。しばらくして、患者が病室に戻り「自分の食事が来ていない」と言ったので、「さっきはいらっしゃらなかったので、一度下げさせていただきました」と伝えたところ、「そのひと言が多い！」と怒りのスイッチが入ってしまいました。30分ほど怒鳴られ続けた看護師は精神状態が不安定になり、その後もちょっとしたミスを繰り返すようになりました。その結果、患者の怒りの炎は強まる一方という、負の連鎖状態に陥りました。

▶ 上の者を出せ！

　急な入院生活となり、身の回りの世話をする人がいない患者のなかには、看護師を自分の使用人のように扱う人がいます。看護師には懐々な業務があり、時間どおりにいかない場合もあ

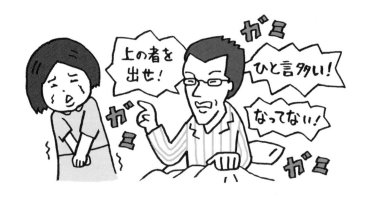

ります。「前の病院はやってくれた！　ここはやってくれない
のか！」と言い、「上の者を出せ！」とクレームが大きくなっ
ていきました。

 ## ③ この事例から学べること

　「上の者を出せ！」と言われたときに、上司に報告をするこ
とで患者が少し落ち着く場合があります。自分の訴えが上層部
に届き、自分の話を聞く体制がとられたということで、特別扱
いをされたと受け取るためです。師長や部長は、クレーム対応
の経験も豊富です。患者の怒りが強まる前に、早めに上司に報
告・連絡・相談をすることが大切です。

　急性期病棟の患者は体調が不安定であり、様々なストレスを
抱えています。予定していなかった緊急入院の場合、その状況
に心身ともについていけず、身近にいる看護師に感情をぶつけ
てしまうこともあります。そのため、病状や体調が落ち着け
ば、自然と訴えも落ち着く可能性があります。

　経験の少ない若手の看護師は、患者のクレームに泣いてしま
ったり、怖くて近づけなくなったりすることがあります。そう
いうときは無理をさせず、上司や先輩看護師が代わって受け持
つとよいでしょう。若手の看護師に「今はこういう状況だか
ら、患者さんもつらいのよ」と理解できるように説明し、クレ
ームを訴える患者だけでなく、看護師側も気持ちの整理ができ
るようにかかわってあげましょう。

☑ Ｃｈｅｃｋ

> **クレーム対応は、看護師が成長していくために
> 避けて通れない道である。**

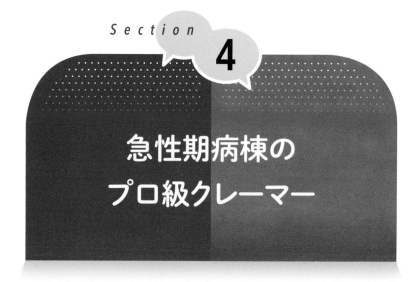

急性期病棟の
プロ級クレーマー

　モンスタークレーマーと違って、巨額な金銭など不当な利益を病院組織に要求するのがプロ級クレーマーです。組織としてクレーム対応ができる職員や弁護士に対応を依頼します。

 ## 事例の背景

　急性期病棟に入院している40歳代の男性患者は、態度などから暴力団関係者をにおわせ、日頃から様々な要求を看護師に突きつけています。

 ## クレームの内容と対応

 ### 呼んだらすぐに来い！

　患者は「ナースコールを鳴らしたらすぐに来い！」と要求し、看護師は対応に苦慮していました。看護師が「必ず行きますが、ほかの患者さんもいらっしゃるので、すぐには行けない

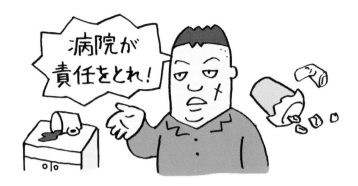

こともあります」と説明しても、「ほかの患者は放ってお いて、呼んだらすぐに来い！」と怒鳴り、説明を聞き入れてくれ ません。患者と看護師のやりとりがすれ違いがちで、そのたび に怒って身の回りのものを蹴ったり投げたりし、「病院が責任 をとれ！」と金銭的なことを要求することもありました。

③ この事例から学べること

　暴力行為などの危険性のあるクレーマーには、看護師が一人 で対応してはいけません。相手が怒鳴っていて話ができないな ら、「私ではお話がうかがえません」と伝え、「対応できる人を 呼んできます」とその場を離れましょう。

　また、プロ級クレーマーは、個人ではなく組織に対して不当 な要求を突きつけるため、双方が納得する解決策はありませ ん。相手の気持ちを理解しようという行動は、時に危険を招く ことになります。

☑ C h e c k

プロ級クレーマーへは、個人ではなく組織で対応する。

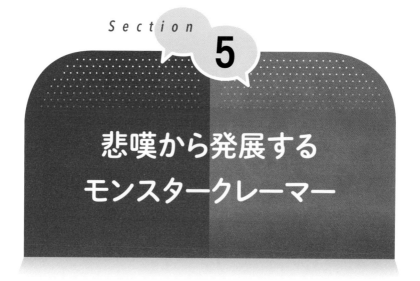

悲嘆から発展する
モンスタークレーマー

Section 5

病院では患者が亡くなることがあります。死後の処置として、おむつ交換や排泄物の除去をし、家族と対面するまでにご遺体の状態を整えることも大切な仕事です。このような処置は、病原微生物の飛散を防ぎ、家族や親しい人への感染を予防するという目的もあります。

一方で、患者を亡くしたばかりの家族はショックを受け、ふだんとは違う精神状態でいます。看護師による死後の処置も含めて、初めての状況に戸惑うことも多いものです。こうした状況もまた、クレームが発生しやすいといえます。

❶ 事例の背景

高齢の女性患者が亡くなりました。男性看護師が、ベッド周囲のカーテンを閉め、一人で死後の処置をしていました。患者の排泄物を確認した看護師は、家族が到着するまでにきれいにしてあげたいという思いから、急いで寝衣交換と排泄物の除去、清拭を行っていました。

　その処置中、予定より早く到着した娘がカーテンを開けました。男性看護師は「おむつ交換中ですので、終わるまでもう少しお待ちください」と伝えました。

  ## ❷　クレームの内容と対応

▶　わいせつ罪で訴えてやる！

　葬儀が終わった数日後に、死亡した患者の娘が師長に「わいせつ罪で訴えてやる！」とクレームを言いに来ました。娘は、自分が到着したときに、亡くなった母親の寝衣ははだけ、股を広げた状態をみんなに見せるようにされていたと訴えました。師長は、つらいときに不快な思いをさせてしまい申し訳ないと丁寧に謝罪し、娘は納得した様子で帰りました。

　しかし、娘は警察に行き、母親への侮辱罪で病院を訴えたため、病院に調査が入りました。その後も何度も警察へ行き、そのたびに病院へ調査が入るという状態が続きました。

　数か月が経過し、娘の認知症の症状が進んだことで、徐々に事態は収束しました。

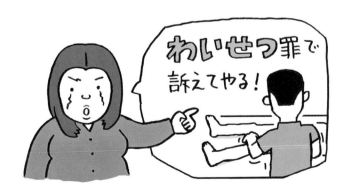

③ この事例から学べること

　この事例の遺族は、悲しみが怒りに変わり、クレーマーになってしまいました。後にスタッフ全員で振り返りをし、死後の処置は2人以上、希望があれば家族と一緒に行うこととしました。また、不必要な露出を避けるように配慮することも大切です。

　亡くなった人に対しても、一人の人として尊厳をもってかかわることを忘れず、"心のセンサー"を下げないように気をつけましょう。人の目がないときこそ、看護師として試されていると肝に銘じてください。娘がカーテンを開けて入ってきたとき、処置内容を説明する前に謝ることができていたら、状況は変わっていたかもしれません。

☑ C h e c k

TPO にかかわらず患者には敬意をもって看護ケアを行う。

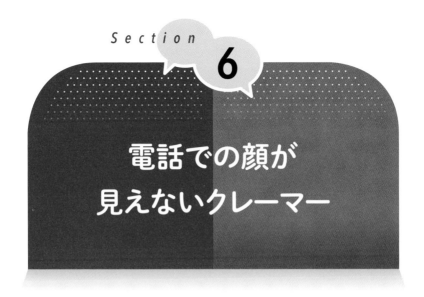

Section **6**

電話での顔が
見えないクレーマー

　外来では、患者や家族からの問い合わせなどで電話応対をすることも多いでしょう。電話では顔が見えない分、細かいニュアンスが伝わりにくく、説明する難易度も上がるため、クレームが発生しやすい状況といえます。

 1 クレームの内容と対応

 年寄りだと思って馬鹿にしているのか！

　高齢の男性から病院に電話が入りました。80歳代の妻が昨日から食欲がなく、38℃以上の発熱が続いているので受診したいとのことでした。看護師が「あーそうなんですね」と返答したところ、「目上の人に『あー』はないだろう！　年寄りだと思って馬鹿にしているのか！」と怒鳴られました。もちろん、応対した看護師は馬鹿にするつもりはなく、予約状況を確認しながら話を聞いていただけでした。すぐに「失礼な印象を与えてしまい、大変申し訳ございません」と謝罪しましたが、

その後も「普通はわかりましたとか、そうですかと返事をするものだ！」と、敬語の使い方についての説教が続きました。

　昨今では、知識と経験が豊富な高齢者が、言葉を武器にクレームをつける「シルバークレーマー」という言葉もあります。

② この事例から学べること

　応対したスタッフにそのつもりはないのですが、高齢の患者から自分を馬鹿にしているとクレームを受けることがあります。たとえば、「ここにあるじゃないですか」「説明したじゃないですか」と叱るような言い方や、「意味わかります？」「これできます？」と相手を試すような表現は、患者や家族を不快にさせます。また、若手スタッフの場合、正確な表現や敬語を使っていても、会話の際に「気持ちがこもっていない」と注意を受けることがあります。つまり、会話では、言葉だけでなく、"おもてなしの心"や"ホスピタリティ"といったきめ細やか

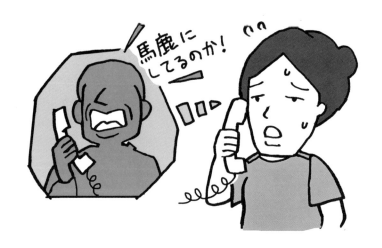

な心づかいが問われているといえます。

　若手スタッフへのコミュニケーション教育は、「シルバーク
レーマー」の防止につながります。自分のかかわり方で患者や
家族がどのような思いを抱くかが考えられるスタッフを育てる
ことも、先輩看護師や管理者の大切な仕事です。

☑ Check

顔が見えない電話対応こそ、"おもてなしの心"や
"ホスピタリティ"に心がける。

在宅医療における
クレーマー①監視カメラ

　病気や障害があっても、住み慣れた家や場所で安心して医療を受けたい、家族と暮らしたい、人生の最期を迎えたいと望む人たちを支える医療として、在宅医療があります。主治医の指示のもと、医療関係者や福祉関係者が連携し、患者の療養生活を支援します。近年では、テーラーメイドの支援も普及しつつあり、医療者に対して個々のニーズを満たすのが当然と主張するクレーマーが増えています。

事例の背景

　訪問看護ステーションの契約のため、訪問看護師（以下、看護師）が認知症の妹と介護者である姉の2人暮らしの自宅を訪ねました。患者の自宅は高級住宅地にあり、大きな一戸建てです。介護者である姉は、クレーマーとして地域では"要注意人物"といわれており、自宅には監視カメラがたくさん設置されていました。

2 クレームの内容と対応

▶ 医療者としてどうなの？

　看護師が手を洗うために洗面所を借りました。姉が後ろから神経質そうに見つめるなかで手を洗い終わり、タオルに手を伸ばすと、「水が床に垂れたわよ！」と強い口調で注意を受けました。また、室内用のスリッパを履き忘れたときも、「スリッパを履いていないじゃない！　考えられない！　医療者としてどうなの？」と叱責されました。

▶ どういう会社なの？

　看護師が二つ折りの契約書を出したところ、姉は契約書の折り目を見て、「私にこの紙に書けというの？」と怒り出したた

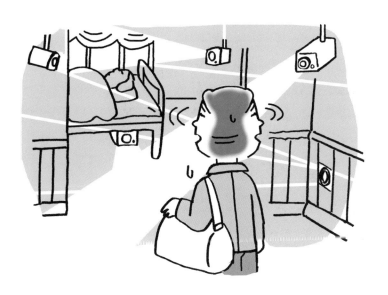

め、看護師はすぐに謝罪しました。いったんは納得したように
みえたのですが、看護師が帰ったあとで「折り目のついた契約
書を渡すとは、いったいどういう会社なの？」と訪問看護ステ
ーションに電話がかかってきました。契約書について謝罪し、
新しい書類を持って再訪問しました。すぐに訪問したためか、
姉は何もなかったような笑顔で看護師を出迎えました。

通帳の中身を盗み見られた！

　再訪問では、契約書に記入する銀行口座について説明しまし
た。看護師が帰った後で、姉からクレームの電話が入りまし
た。契約書を書く際に通帳の中身を盗み見されたという内容で
した。姉の横に座り、契約書の書き方について丁寧に説明した
ことを報告し、その状況をあらためて姉にも説明することで事
態は落ち着きました。

どういう教育を受けてきたの？

　契約後、サービスを開始しました。患者は認知症があり理解
力は低下していましたが、穏やかな人柄でした。姉は患者を大
切にしており、患者への強い執着心が感じられました。患者へ
の介助にも、様々なことで細かい指示があります。ブランケッ
トは腹部まで覆い、下は床から1cmとし、裏表や上下を間違
えると「あなた、新人じゃないわよね？　ご両親はいらっしゃ
るの？　学校はどちら？」「いったいどういう教育を受けてき
たの？」と厳しい言葉で叱責します。

　常に監視カメラと姉の監視のもとにサービスをしなくてはい
けない状況に、訪問したスタッフの精神的プレッシャーが大き
くなり、その結果、ミスを繰り返すという悪循環に陥っていま
した。

③ この事例から学べること

　監視カメラは、今や誰でも気軽に設置できる時代です。高齢の家族が火の管理や転倒などの危険がなく過ごせているか確認するために利用する家庭も増えています。しかし、この事例の場合、看護師を監視するためにカメラが設置されていました。姉は、看護師の言動に逐一クレームをつけ、その後、監視カメラに録画された映像を見て、サービスの手を抜いていなかったか、正しい手順で実施されたかを細かく確認し、電話でクレームをつけてきました。それは、医療者に対する不信感のあらわれとも考えられます。

　在宅医療は、家族も含めてのチーム医療です。この事例では家族と信頼関係を築くことができず、チームとして成立していない状態といえます。双方が信頼関係を高めるためには、どのようにコミュニケーションをとっていくかを常に振り返り、考えることが大切です。

　在宅医療において、医療者は専門職としてのアドバイスはもちろんですが、サービスの選択肢とそのメリットとデメリットを事前に伝えることも必要です。契約の段階から対話を重ね、患者と家族が納得したうえでサービスを決められるようにサポートすることが、その後に続く信頼関係の土台になります。

☑ Ｃｈｅｃｋ

在宅医療はチーム医療。家族との信頼関係が土台となる。

8

在宅医療における
クレーマー②情報管理

在宅医療は、サービスを利用する本人以上に、家族との信頼
関係の構築が重要な意味をもちます。また、疾患や障害だけで
なく、生活状況や家族関係、経済状態などプライベートな情報
を扱うため、サービス介入している担当者や施設同士のやりと
りなど、連携にも繊細さが問われます。

❶ 事例の背景

認知症の夫と、介護している妻の2人暮らし。妻は身なりも
きちんとしていて、自宅の状態からも完璧主義という印象があ
りました。夫は穏やかな人柄で、妻は夫の生活全般について厳
しく管理していました。

訪問看護ステーションのサービスが開始されましたが、訪問
看護師（以下、看護師）に対しても妻が細かく指示をし、妻が
決めたとおりに物事を進めないと叱られるといった状況でし
た。

2　クレームの内容と対応

　サービスが開始され、しばらくして、看護師は妻から介護に
ストレスを感じたとき、つい夫を怒鳴りつけ、手をたたくこと
があると打明けられました。共に高齢であり、ふだんは仲が良
い夫婦であっても介護による心身の負担が大きいことが推測さ
れました。妻は「誰にも言わないでね」と言って、心情を吐露
しました。

　看護師はステーションに戻り、ケアマネジャーと情報を共有
する際、妻の介護疲れについて気にかけるよう伝えましたが、
怒鳴ることや手をたたくことについては伏せておきました。

▶ 私が虐待しているとでも言いたいの？

　後日、ケアマネジャーが妻に「毎日の介護にお疲れの様子と
聞きましたが、その後どうですか？」と尋ねたところ、「疲れ
てないわよ！　看護師から聞いたのね。私が虐待しているとで

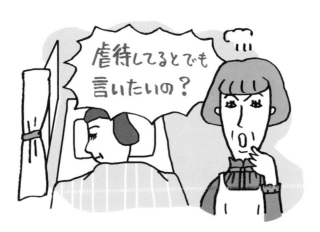

53

も言いたいの？」と怒りました。その後、看護師がケアマネジャーと共に訪問し、共有した情報の内容や、どのような意図や目的で連携しているのかについて説明しましたが、「まったく常識のない会社ね。私を悪者にしようとしているんだわ」と、怒りが収まることはありませんでした。

その後も関係が修復されることはなく、妻の要求がエスカレートしていき、3か月目に入る前に、こちらから契約を解除することになりました。

 ## ③ この事例から学べること

この事例のように、「守秘義務」と「報告義務」という2つの視点から関係がこじれてしまうことがあります。たとえば、入院患者の場合、疾患の増悪の可能性がある情報は、早急に医師に報告し対応します。しかし、在宅医療の場合、利用する本人や家族が、担当ケアマネジャーや通所施設への情報提供を拒むことも少なくありません。理由は、病院を受診する負担や、入院を勧められては困るという事情などがあります。

守秘義務に配慮するのはもちろんですが、医療者として共有しなければならない情報を報告する義務についても、理解を促すための説明が必要です。その際には、どのように話すかを具体的に伝えます。オープンな関係をつくっていくには時間がかかりますが、関係をこじらせたときのエネルギーの消耗を考えれば、双方にとって大切なプロセスといえるでしょう。

☑ Check

個人情報の扱い方は、在宅医療への信頼性を左右する。

Lesson 4

クレーム対応に必要な「謝罪力」

　Lesson 4からは、より実践的な内容を紹介します。まずは「謝罪力」です。謝罪というのは非常に大きなエネルギーを使うコミュニケーションです。相手がクレーマーとなれば、その難易度は上がり、精神的にも負担が大きくなります。クレーム対応における謝罪は、その後の展開を大きく左右する重要なファーストステップです。その場の状況に流されて戦略なくクレーマーと対峙したことによって、初めの段階から関係性をこじらせたり、要求がエスカレートしたりする危険も大いにあり得るのです。被害の拡大を避けるためにも、クレーマーへの謝罪についてしっかり理解しておきましょう。

クレーム対応に謝罪力が必要な理由

　患者・家族からのクレーム対応には、医療サービスの特性や謝罪する人の心理が大きく影響します。提供する医療サービスは常に正確さや安全性が求められます。看護師もまた、安全なケアを一人ひとりに合わせて提供しようと日々努力しています。こうした医療への安全性を担保するために、病院は事故だけでなく、ヒヤリ・ハット*1などに対しても様々な報告書を作成し、再び事故が起きないよう原因を追究し、間違いを正し、業務や環境を改善しています。そのため、クレーマーが事実と異なる要求や理不尽な訴えをした場合、科学的に根拠のある正確な情報を伝え、相手にも理解してもらおうと説明しがちです。

---

*1　インシデントと同義で用いられ，語源は「ヒヤリとした」「ハッとした」からきている。インシデントは、日常診療の場で、誤った医療行為などが患者に実施される前に発見されたもの、あるいは、誤った医療行為などが実施されたが、結果として患者に影響を及ぼすに至らなかったものをいう[1]。
1)　厚生労働省医療安全対策検討会議（2002）．医療安全推進総合対策―医療事故を未然に防止するために．< https://www.mhlw.go.jp/topics/2001/0110/tp1030-1y.html >［2020．March 6］

① 「解決モード」の落とし穴

看護師は、ふだんから患者や家族のために専門職として何ができるかを考えて看護を提供しており、思考も自然と「解決モード」に入りがちです。実はこの解決モードが最初の落とし穴なのです。

クレームをつけるということは、自分は被害者というスタンスで訴えています。つまり、クレーマーにとって、病院および看護師は加害者です。加害者がいくら正確な情報を伝えたとしても、怒りに燃えているクレーマーにとっては火に油を注ぐだけで、何としても受け入れるわけにはいかないという心理になるのです。被害者である自分をコントロールしようとする病院側の対応に不満を抱き、要求を通そうとしてさらに感情的に訴えてきます。

そこで、相手が事実と異なる要求や理不尽な訴えをした場合でも、不快な思いをしているということに対して、まずは謝罪します。最初から解決モードで間違いを正すような言動はせず、今起きている状況に対して謝罪しましょう。

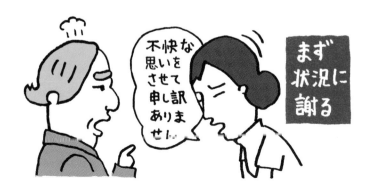

❷ 謝罪力に重要な「忍耐」

　クレーマーと建設的な対話をするためには、感情的になっているクレーマーと向き合い、できる限り落ち着かせることが必要です。要求の内容を把握し、正確な情報を伝えて理解してもらうのは、まだまだ先です。一刻も早くこの状況を終わらせたいという気持ちはわかりますが、焦りは禁物です。クレーマーは、自分の要求を受け入れさせるために、相手のあらゆる隙をつこうと観察しています。冷静さを欠いた看護師の言動をあおり、事態を収拾しようと焦って言ってしまった言質を取ろうと狙っているのです。

　謝罪力には、クレーマーと対峙するための「忍耐」が欠かせません。まずはそっと深呼吸をし、しっかりと踏ん張って立ち、謝罪する体勢を整えます。突然クレーマーが目の前に立ちはだかる状況は非常に緊張感の高い場面であり、さらにクレーマーは、こちらの隙を狙っています。プロ級クレーマーの暴力行為はもちろん例外ですが[2]、ひるんだり逃げたりすれば、クレーマーの格好の餌食になってしまいます。看護現場で日々奮闘してきた看護師ならば、忍耐力は持ち合わせているはずです。クレーマーの怒りが落ち着き、少しでも話を聞く気持ちになるときまで、忍耐力を発揮し、謝罪しながらタイミングをうかがいましょう。

☑ Ｃｈｅｃｋ

忍耐力をもって、遠回りに見えても安全な道を進みましょう。

---

[2]　プロ級クレーマーの特徴は、Lesson 2「2　クレーマーのレベルに応じた対応」を参照。

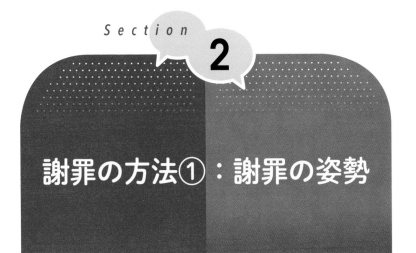

Section

2

謝罪の方法①：謝罪の姿勢

1 ## 謝罪の選別：「良い謝罪」と「悪い謝罪」

　謝罪には、「良い謝罪」と「悪い謝罪」があります。その選別に大きく影響するのが謝罪する姿勢、すなわち見た目の印象です。

　みなさんもテレビのニュースで数多くの報道陣を前にした謝罪会見はご覧になったことがあるでしょう。頭を深々と下げている、涙ながらに訴えている、ふてぶてしい表情で座っている、目を泳がせて言い訳をしているなど、謝罪には様々な姿勢がみられます。人間から発せられる情報には、言語による情報と非言語的な情報がありますが、謝罪という場面では、この2つが一致しているかどうかで、見ている側が「良い謝罪」と「悪い謝罪」の選別をしています。まずは見た目の印象として謝罪の姿勢でふるいにかけ、次に話している内容（言語による情報）で選別します。

② 非言語的な情報（視覚情報）の重要性

　話している内容（言語による情報）は、言葉の意味を理解しようと咀嚼する時間が必要です。一方で、謝罪の姿勢（非言語的な情報）は、瞬時に眼から入ってきた状況を判断することができます。たとえば、「あなたの後ろにある建築物が崩れそうです」という状況を言葉で伝えられるのと、振り向いて視覚で確認するのとでは、危険を判断するスピードに差が出ます。また、アミューズメントパークで体験できるバーチャルリアリティや映画館の3D映像も、非現実であるとわかっていてもリアルに恐怖や迫力を感じます。このように、非言語的な情報のなかでも視覚情報は、状況を判断するために最優先される情報といえます。

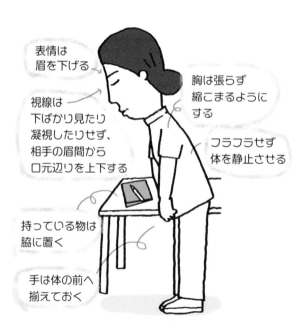

　クレーム対応においても、どのように言葉を返そうかと伝える内容に意識が向くかもしれませんが、それよりもまずはじめに優先すべきは、視覚情報である謝罪の姿勢です。この段階でクレーマーに敵意をもたれてしまうと、その後、話し合いにたどり着くのは困難になるでしょう。謝罪に相応しい姿勢によって、謝罪の意思を表現できるということは、クレーム対応がうまくいくかどうかの重要な鍵を握っています。

　以下にポイントを紹介しますので、しっかりと意識しましょう。

 謝罪の姿勢「は・ひ・ふ・へ・ほ」

謝罪の姿勢は「は・ひ・ふ・へ・ほ」で覚えましょう。

- は：ハの字眉毛
- ひ：低めの頭
- ふ：ふらふらしない
- へ：へらへらしない
- ほ：ほふく前進の気持ちで

 「は」：ハの字眉毛

　「目は口ほどに物を言う」といいますが、実は眉毛の角度は相手の感情を判断する情報となります。顔の中にある黒い部分というのは、相手の視線に入りやすいのです。以下のイラストからも、目の形は同じでも、眉の角度で印象がまったく変わることがわかります。

　緊張していると表情筋がこわばり、さらに状況を理解しようと一生懸命になって眉間にしわが寄ったり、眉が片方だけ上が

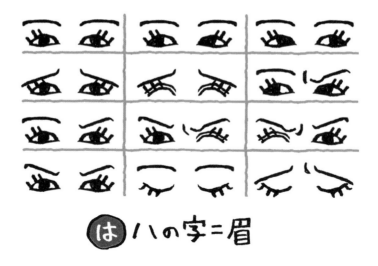

は　八の字=眉

って怪訝そうな表情になる可能性があります。看護業務中はマスクをしていることが多いため、眉毛の角度が患者や家族にとって重要な情報源になるということを意識しましょう。

▶ 「ひ」：低めの頭

　日本人は、人に会ったときや別れるとき、謝るときに頭を下げます。英語で頭を下げる行為を"bow"といいますが、「屈服する」という意味があります。頭を下げる行為によって相手に自分が上位であると感じさせることができるため、クレーマーを落ち着かせるには欠かせない謝罪の要素の一つです。

　頭の下げ方としては、軽く頭を下げる程度では、謝罪の気持ちが相手に伝わるどころか、かえって悪い印象を与えることがあります。できるだけ深く頭を下げ、真摯な気持ちを姿勢で表します。また、すぐに頭を上げるのではなく、できるだけ長く下げます。相手が怒っているときに、深く長く頭を下げて悪い

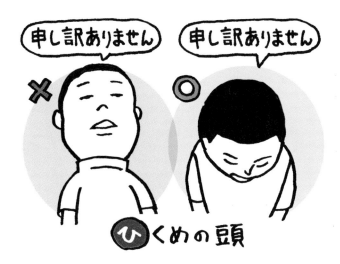

ことはありません。

　頭を下げるときには、正面に立ち頭を下げます。背筋を伸ばして、45度のおじぎを心がけましょう。

　頭を下げる姿勢は、謝罪する側の気持ちを集中させることにも役立ちます。試しに、上を向いて謝罪の言葉を言ってみてください。どこかふざけているように感じませんか。形から入ることで、「自分はこれから謝罪力を発揮するのだ」という自己暗示の効果もあります。緊張度の高い場面ですが、姿勢をスイッチにして自分の内面にしっかりと働きかけることで、謝罪というミッションを乗り切りましょう。

▶ 「ふ」：ふらふらしない

　「地に足の着いた」とは、考えや行動が堅実である様子をいいます。反対に、「地に足が着いていない」とは、気持ちが落ち着かない様子や、考え方が浮ついている様子を表します。実際に立ち姿がふらふらしていては、堅実さや冷静さを欠いた印

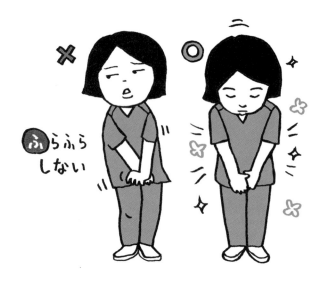

象を相手に与えかねません。

　両方の足の裏に力を入れて立ち、呼吸を整えると気持ちも安定します。両手は前で合わせるように組みましょう。

「へ」：へらへらしない

　緊急事態において笑ってしまうという癖がある人は少なくありません。実は「恐怖のあまり笑ってしまう」ことは、人間の心理としてみられることで、危機的な状況に対処するために私たちに備わっている防衛機制の一つです。防衛機制とは、不安や不安を引き起こす様々な考えや感情などを意識しないで済まそうとする心の働きをいいます。強い恐怖に対面した心が、そのまま意識すると耐えられないので、無視したりごまかしたりしようとします。その結果、無意識に笑ってしまう人がいるのです。

　こうした心の働きを理解したうえで、謝罪の場で「笑顔」に

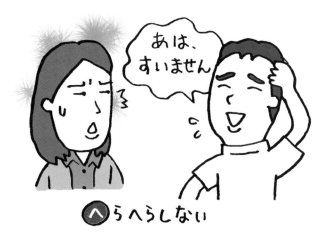

ならないよう注意してください。へらへら笑っていると、クレーマーの神経を逆なですることになってしまいます。

▶ 「ほ」：ほふく前進の気持ちで

　ほふく前進とは、腹ばいになり、手と足（膝）で地面をはって前進することをいい、軍事訓練の一つとして行われています。ほふくの状態では、立っているときほど機敏に行動できない反面、敵から発見されにくく、銃弾を受けにくくなります。また、体を支える支点が多くなるため姿勢がブレにくく、狙撃にも適した体勢です。

　もちろん、クレーマー対応の際にほふく前進してください、ということではありません。低姿勢でいながらも、慎重に状況を把握するということです。謝罪では、交渉へのタイミングをじっくりうかがいながら、焦らずに謝罪することに集中しましょう。クレーマーの強気な態度に対して自分がどんなに劣勢に見えても、前進していることを忘れないでください。

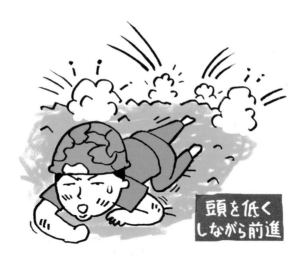

頭を低く
しながら前進

　クレーマーとの出会いによって精神的に余裕がない状態に陥ったとしても、謝罪の姿勢「は・ひ・ふ・へ・ほ」をとることで、クレーマーの余計な警戒心を解くことにつながるだけでなく、話し合いに向けた自分自身のマインドセットとして機能します。基本の型として覚えておきましょう。

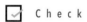 Check

謝罪の姿勢に「は・ひ・ふ・へ・ほ」を。

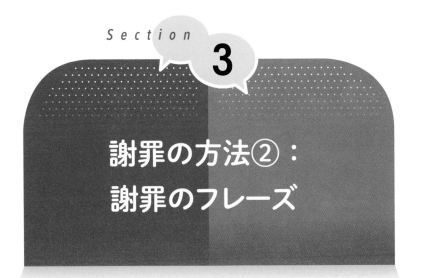

3

謝罪の方法②：
謝罪のフレーズ

1 謝罪の言葉を伝える

　謝罪の姿勢を整え、クレーマーと向き合う準備が整ったら、次に、言語による情報として謝罪の言葉を伝えます。ここで覚えておいてほしいことは、ここは謝罪の言葉を伝える段階であり、病院側の説明などを伝える場面ではないということです。病院側の説明などを伝えるのは、謝罪が受け入れられてから進める次のステップです。

　謝罪が受け入れられるまで（クレーマーの興奮が収まるまで）は、しっかり謝罪を続けることが大切です。心からの謝罪であっても、「すみません、すみません」と同じ言葉を繰り返すだけでは誠意が伝わりません。クレーム対応では、通常の接遇よりも丁寧できめ細かい配慮が求められます。謝罪、共感、感謝の語彙を増やし、相手の話に合わせて使い分けられるように練習しましょう。

　以下、具体的な謝罪のフレーズを紹介しますので、謝罪の姿

勢とともに覚えておいてください。

 ## ❷ 知っておくと便利な謝罪のフレーズ

 「謝罪」のフレーズ

　「申し訳ない」という気持ちを表す謝罪のフレーズです。ク
レーマーの怒りの炎を初期消火するために必須となります。頭
を下げるときは謝罪の姿勢「低めの頭」を思い出しましょう。
● 申し訳ございませんでした
● ご迷惑をおかけしました
● ご負担をおかけしました
● お詫びの言葉もございません
● 私どもの不行き届きでございます
● 失礼いたしました
● いろいろとお手数をおかけいたしました
● 今後十分注意いたします
● お詫び申し上げます

 「共感」のフレーズ

　あいづちをうつなど、相手の言葉を受け入れ共感している気
持ちを表すフレーズです。
● おっしゃるとおりでございます
● ご指摘ごもっともでございます
● ご事情をお察しいたします
● ご意見を真摯に受け止めます
● さようでございましたか

▶ 「感謝」のフレーズ

謝罪中でも、感謝の気持ちは伝えましょう。

- ありがとうございました
- 恐れ入ります
- 助かります
- 貴重なご意見をいただき恐縮でございます
- ご一報ありがとうございます
- ご親切に注意していただいてありがとうございます

▶ 「クッション言葉」と「深謝の言葉」

相手の気持ちに配慮して頭に付ける「クッション言葉」と深いお詫びを表す「深謝の言葉」も大切です。

- まことに
- お急ぎのところ恐縮ですが
- お忙しいところ恐れいりますが
- お手数ではございますが
- 深く
- 大変
- 心から

紹介したフレーズは、クレーム対応の場面だけでなく、様々な場面でコミュニケーションを円滑にしてくれます。いざという状況で使えるように、ふだんから会話に取り入れることをお勧めします。

☑ Check

> どんな相手でもどんな場面でも、
> 人に対する礼儀と敬意を忘れない。

Lesson 5

クレーマーとの対話に使える「交渉術」

　Lesson 5では、クレーム対応の山場ともいえる「交渉術」を紹介します。交渉とは、合意を目指して討議すること、つまりお互いのゴールを見つけるために対話をすることです。Lesson 4の「謝罪」の段階では、クレーマーが訴え、謝罪する側が受けるという一方通行のコミュニケーションが主体でしたが、「交渉」の段階では、徐々に双方向のコミュニケーションに持ち込んで、医療者が望むゴールへと進めていきます。クレーマーとの交差点を見つけるための「交渉術」として、いくつかの戦術を紹介します。

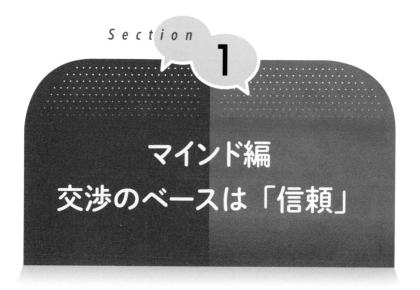

マインド編
交渉のベースは「信頼」

　クレーマーとの交渉術において、まずはマインド（心のもち方）です。そのベースは「信頼」になります。Lesson 4の「謝罪」に続く次のステップは、クレーマーとの間に信頼関係を築くことです。「クレーマーとの信頼関係」というと、驚く人も多いかもしれません。しかし、これは非常に大事な物事のとらえ方です。

1　「信頼関係」がなぜ必要か

　謝罪によって聴く姿勢を示したことで、コミュニケーションのための交通路ができたといえます。しかし、この段階では、かろうじて行き来ができるというだけで、この道はいつ遮断されるかわかりません。脆弱な交通路を徐々に頑丈にしていく作業が必要です。その作業が「信頼関係の構築」になります。信頼関係はラポール[*1]ともいわれ、精神医学において心理療法

---

*1　ラポール（rapport）の語源はフランス語で、「架け橋」や「橋を架ける」を意味する。

やカウンセリングなどに用いられています。

　良好な人間関係においては、双方が安心して渡れる「信頼の橋」がかけられていることが重要です。これはクレーマーとの関係性でも同じです。むしろ、関係性構築の難易度の高いクレーマー対応にこそ必要といえるでしょう。まずは信頼の橋によって、クレーマーの警戒心を解き、怒りを鎮め、双方向の対話をスタートさせます。そして、医療者側が望むゴールへと導き、共にゴールテープを切るという交渉を成功させなくてはいけません。

　そこで、医療者と異なる主張をするクレーマーとの信頼関係構築には、どのような「交渉術」が有効なのでしょうか。

2 日常のなかの「交渉術」

　交渉というと、緊迫した場面や重要な取り引きで行われるもので、経験や戦略が必要という印象をもつ人が多いのではないでしょうか。実際に、書店のビジネス書のコーナーには多くのマニュアル本が並んでいます。

　交渉とは、利害関係のある二者（もしくは複数）が、お互いの要求を主張して、最終的な妥結点、合意点に到達するためのプロセスです。相手を一方的に説得するのではなく、対話をとおしてお互いが納得し、折り合い、合意を目指します。しかし、どちらかが不利益を被るケースも少なくありません。

　「交渉なんて難しくて面倒なことは自分にできるはずがない」と不安を感じるかもしれません。でも、実は仕事やプライベートの場面で、様々な交渉が日常的に行われています。**表5-1**にいくつかの場面を紹介するので、交渉のハードルを下げておきましょう。

●表 5 - 1　日常のなかの「交渉」場面

親子間の交渉	
スーパー	特売のお菓子で出費を抑えたい／おまけ付きのお菓子がほしい
食事	好き嫌いをせず食べてほしい／ピーマンを残したい
夏休み	宿題を済ませてほしい／ゲームをしたい
日曜日	門限を守ってほしい／遊園地で遅くまで遊びたい
進路	大学に行ってほしい／進学せずユーチューバーになりたい
老後	住み慣れた家で最期を迎えたい／施設に入居してほしい
男女間の交渉	
夕食	急な接待も仕事と理解してほしい／夕食を食べないなら前もって知らせてほしい
クリスマス	ホームパーティで盛り上がりたい／ゆっくり2人で過ごしたい
外食	女性にはご馳走したい／割り勘で対等な関係にしたい
買い物	目的の物を買ったら帰りたい／せっかく来たからいろいろ見て回りたい
市場、お店での交渉	
市場	値下げしてほしい／もう一品購入してほしい
レストラン	禁煙のボックス席で食べたい／一人ならカウンター席に座ってほしい
ブティック	誰にも邪魔されずに服を選びたい／お勧めの服を紹介したい
仕事での交渉	
契約	この金額で契約したい／他の企業の見積りもとりたい
会議	決定権のある役員だけで進めたい／様々な社員の意見を取り入れたい
人事	自分の能力を認めて昇進させてほしい／他に異動して成果を出してほしい
職場環境	デスクの上は物がない状態にして帰宅してほしい／すぐに業務を再開できるように書類を広げておきたい
医療現場での交渉	
検査	必要最低限の簡単な検査だけ受けたい／治療方針を決めるためにしっかり検査を受けてほしい
手術	入院しないで薬で様子をみたい／患者・家族で検討してほしい
食事管理	好きなものを好きなだけ食べたい／食事制限を守ってほしい
採血	1回で痛くないように採ってほしい／プレッシャーをかけないでほしい
転倒予防	トイレは一人で行きたい／ナースコールで知らせてほしい

　表5-1の共通点がわかりますか。それぞれの文末を見ると、どれも「〜したい」や「〜ほしい」という希望や願望を表しています。このように、異なる意向をもつ相手と話し合い物事を進めていく場面は日常的によくあります。ここからは、クレーム対応に必要な交渉のベース「信頼」について、さらに深めていきましょう。

③ 共感、同感、同情の違い

　共感とは、相手の意見や感情、気持ちに対し、自分も同様に感じたり理解したりすることです。共感を上手に示すことで、相手は「自分をわかってもらえた」という気持ちをもち、対話の意欲が増す効果があります。共感と混合しがちな言葉に、同感、同情があります。同感は、相手の価値観や意見に対して、自分も同じように感じたり考えたりすることです。自分も同じ考えなので、自分の基準で相手を理解しています。同情は、不幸な状況にある相手の気持ちになって思いやることをいいます。

　筆者がクレーマーとの交渉術で身につけてほしいと考えるのは「共感」です。交渉術における共感では、相手の置かれている状況や感情をそのまま受け止め、その状況をできる限りイメージして理解します（共感的理解）。そこには自分の感情は入りません。医療や福祉分野の職業についている人のなかには、相手に感情移入しすぎることで、まるで自分のことのようにつらくなる人がいます。しかし、交渉術における共感的理解には自分の感情は含まれないので、自分がつらくなるのを防ぐことができます。

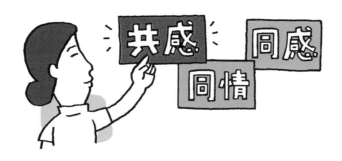

4 共感と共感的理解

　心理学者のロジャーズ[*2]は、共感的理解のポイントとして「クライエント（話し手）の私的な世界を、あたかも自分自身のものであるかのように感じ取り、しかもこの『あたかも〜のように』という感覚を失わないこと」としています。クレーム対応に必要なのは、クレーマーに対する同感や同情ではなく、自分の感覚を保った状態での共感であり、対話を進め、クレーマーを理解するための術なのです。ふだんから看護現場で鍛えられている共感力を発揮し、適度な距離感で対話することで、自分を防御しつつクレーマーとの信頼関係も築いていくことができるでしょう。

5 「誠実さ」の３つの耐

　クレーマーと対話をするうえで、もう一つ欠かせない交渉術

---

*2　ロジャーズ（Rogers CR）はカウンセリングで多くのクライエントを分析し、カウンセリングが有効であった事例に共通する聴く側の３要素として、共感的理解、無条件の肯定的関心、自己一致をあげ、これらの人間尊重の態度に基づくカウンセリングを提唱した。

のマインドがあります。それは「誠実さ」です。受け入れがたい要求をするクレーマーに対して誠実でいるというのは、不可能と思えるかもしれません。しかし、交渉の目的は、対話によってクレーマーの高ぶった感情を抑え、医療者側が望むゴールへと導くことです。

　クレーマーとの対話で誠実でいるための基本姿勢は「ぞんざいに扱わナイ、ごまかさナイ、嘘をつかナイ」の3点です。

　「耐」には「たえる、我慢する、堪え忍ぶ、もちこたえる」などの意味があり、「ない」という読み方があります。謝罪力に「忍耐」が必要なことは、Lesson 4でも解説しました。

　クレーマー対応において、誠実でいるためには具体的にどのようなことに注意すべきか、「3つの耐」を説明します。

▶ ぞんざいに扱わナイ

　「ぞんざい」とは、いい加減で投げやりなさま、言動が乱暴で失礼なさまを意味します。クレーマーは、人をぞんざいに扱

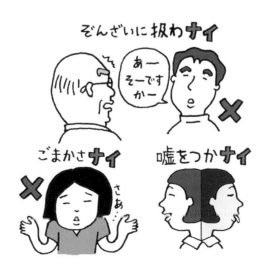

う人が多いので、クレーマーが反面教師だと思ってください。Lesson 3の事例のように、クレーマーは自己中心的な考えをもっているため、気に入らないことがあるとすぐに不機嫌になり、キレやすく、周囲の人をぞんざいに扱う傾向にあります。

　患者や家族のなかにも、病気や苦痛によるストレスから周囲に対して攻撃的な言動をとる人がいます。面会に訪れた家族に「わざわざ交通費をかけて来るな！」と背を向ける、配膳した看護師に「こんな味気のない冷えた食事を病人に出すな！」と突き返す、採血の際に「そんなに何本も採血されたら具合が悪くなる！」と文句を言うなど、実際の看護現場で経験したことがあるのではないでしょうか。今は患者側が医療機関を選ぶ時代であり、評判は病院経営を揺るがす重要な指標になっています。そのような背景もあり、病院側に高圧的な態度をとる人は珍しくありません。そして、相手がクレーマーであれば、チームや組織全体をかき乱すことにつながりかねません。

　ここは看護師としての「誠実さ」が試されるときです。もしクレーマーが医療者にぞんざいな態度をとってきたとしても、専門職としての姿勢を崩さずに対応できなければ、クレーマーの思うつぼです。なぜなら、どのような状況であっても、サービスを提供する側には、プロフェッショナルな対応が求められるからです。

　看護師には、安心感を与える言葉がかけられる、安全なケアが提供できる、緊急事態でも自分が何をすべきかが判断できるなど、多くの対応力が備わっています。看護現場でふだんから当たり前に行っていることが、実は秀でた交渉力なのです。

　もしも出会った患者・家族がクレーマー気質で感情的に怒りをぶつけられたとしても、冷静かつ丁寧に接することができたなら、プロフェッショナルな自分の対応に自信をもってください。

ごまかさナイ

　「ごまかす」とは、本心を見やぶられないように、話をそらしたり、でまかせを言ったりして、その場やうわべをとりつくろう、また、人目を欺いて不正を行うという意味があります。Lesson 4で視覚情報を効果的に使うための「謝罪の姿勢」を説明しましたが、その理由はクレーマーにはごまかしが通用しないからです。クレーマーは、暇だからといった軽い気持ちでクレームをつけているのではなく、自己中心的な理由や理不尽な要求を通すために本気で向かってきます。そのため、感情的で攻撃的な主張をしたり、高圧的な態度をとったりするのです。このような戦闘態勢のクレーマーに対して、ぞんざいな扱いやごまかし、はぐらかしなどをすると、すぐに見破られます。クレーマーが相手の隙をつくために観察していることを忘れてはいけません。

　「あとで確認しますから」「今やろうと思っていたところです」「普通はそこまでしませんので」「大きな声を出すと迷惑がかかるので」など、その場を取りつくろうためのひと言でごまかさないよう注意しましょう。

 ## 嘘をつかナイ

　「嘘をつく」とは、まったくの事実無根の物事を事実のように言うことです。些細なことでも自分に嘘をついた相手、自分を裏切った相手を信用するのは難しいものです。ましてや、これから信頼関係を築こうとしているときに一度でも嘘をついてしまったら、その時点で交渉は不成立になるといっても過言ではないでしょう。逆に言うと、嘘をつかない相手は「約束を守る」人と認知され、相手からの信頼を得やすくなります。

●表5-2 「小さな約束」の用い方

> 「座ってもよろしいですか?」
> 　→しっかりと状況をお聴きすることをお約束します
> 「上司が何時頃こちらに到着するか確認してもよろしいですか?」
> 　→確認がとれたら、この場でお伝えすることを約束します
> 「カルテを取りに行ってもよろしいですか?」
> 　→戻りましたら、一緒に内容を確認することをお約束します

　クレーム対応では、小さな約束を交わすことをお勧めします（表5-2）。約束は、約束を交わす相手と相互で取り決め、実行し、確認する共同作業です。自分と取り決めた約束を守った相手に対して、好意的な感情を抱くことはあっても非難することはないでしょう。徐々に対等な関係へと持ち込むために有効な戦術になるのです。

　自分がしたいことを「約束」という形に変換して相手に伝えることで、信頼への一歩になるだけでなく、自分も行動しやすくなるというメリットがあります。伝え方のポイントとしては、必ず疑問形にすることです。これは、相手に対してお伺いを立てる伝え方になります。「お伺いを立てる」とは、ある事柄について、上司や目上にあたる立場の人へ問題がないか確認するということです。自分が行動するための確認であっても、クレーマーである相手を敬い、指示を仰ぐのを待つというかたちにすることで、自尊心をくすぐりつつ「約束を守る人」として認めてもらうことのできる交渉術です。ただし、くれぐれも守れない約束はしないでください。

☑ C h e c k

> 「信頼」は、クレーマーとの対話を
> スタートさせるための重要な架け橋である。

ヒューマンスキル編
交渉に使えるコーチング

　クレーム対応のマニュアルを作成し、学習している病院はあ
りますよね。それは対応にあたる個人だけに責任を負わせるの
ではなく、組織全体の問題としてとらえるという姿勢であり、
定期的に確認することは、医療者を守るうえでも必要なことで
す。しかし、マニュアルに頼るだけでは不十分です。Lesson
３で事例を紹介しましたが、クレーム対応としての学びや解決
のヒントにはなっても、実際の事例の回答にはなりません。

　クレームは、それぞれの患者や家族の要求であり、クレーム
対応は人と人とのコミュニケーションです。そこには対人関係
の技能（ヒューマンスキル）が必要になります。クレーマーか
ら一方的で予測不能に投げられる豪速球を、けがをしないよう

交渉に使えるコーチングのスキル

１．セットアップ	：	環境を変え、空気を変える
２．積極的傾聴	：	五感と看護の経験を生かす
３．ペーシング	：	クレーマーの興奮を鎮める
４．リフレイン	：	キーワードをキャッチ＆リリース

安全に受け止め、コントロールしながら投げ返すといった、会話のキャッチボールです。そのコントロールに役に立つコーチングのスキルを紹介します。

① セットアップ：環境を変え、場の空気を変える

コーチングにおけるセットアップとは、対話のための環境を準備することです。これは、対話する相手の防衛機制を緩めるという重要な意味をもちます。

人は本能的に自分の感情や思考をコントロールして自分を守る、つまり自己評価や自尊心が低下しないように守っています。「私は人見知りで、初めての人と話すのが苦手です」という人がいますが、それは自分を守ろうとする防衛機制が働いているといえます。クレーマーも優位に立とうとして、ぞんざいに扱われたくない、馬鹿にされたくない、専門的な言葉で言いくるめられたくないなど、戦闘態勢をとりながら防御しています。この防御を緩めて対話を進めるためには、環境を変え、場の空気を変えることが必要です。

 環境を変える

まずクレームに対応する環境が適切かどうか判断します。たとえば、多くの人が行き交う廊下や待合室、玄関ホールなどは、無関係な患者や家族が行き交うだけでなく、その人たちに被害が飛び火する可能性があります。怒鳴り声を発して周囲を巻き込むことで、パニックを拡散させようとするクレーマーもいます。周囲の人に不安や恐怖が伝染し、その場がパニックに陥ると、事態の収束と引き換えにクレーマーの要求を通してしまうことも十分ありうることです。正義感の強い人がクレーマ

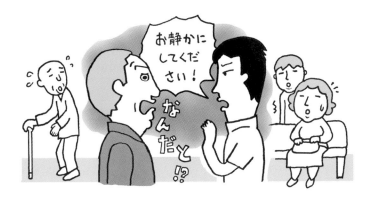

ーに注意したり仲裁したりすることで、クレーマーの感情を逆なでしてしまい、大惨事になることも考えられます。

　クレーム対応は、登場人物が多いほど、事態の収束が困難になります。周囲の人がスマートフォンでその場面を撮影しSNSで公開すると、組織内で解決できなくなるおそれがあります。風評被害という二次災害も起きかねません。

　このように、無関係な人がいる場でのクレームは、環境を変えることが重要です。クレーマーには「お伺いを立てる」伝え方をし、ほかの患者や家族などがいない場所に移動しましょう。

 ## 場の空気を変える

　「場の空気を変える」とは、物事の雰囲気や支配している空気を変えるという意味があります。つまり、謝罪で受け身だった状態から、話し合いという交渉の状態に持ち込むということです。たとえば、「解決に向けてお話しする時間をつくっていただいてもかまいませんか？」とクレーマーにお伺いを立てつつ、これからは話し合いの時間だということを共通の認識にし

ておく必要があります。興奮したクレーマーの勢いに流されていては、事態の収束が予測できず、多くの時間とエネルギーがかかるでしょう。ほふく前進して焦らず進めば、空気を変えるチャンスは必ずやってきます。

❷ 積極的傾聴：五感と看護の経験を生かす

　前半での、謝罪もしながらクレーマーの話しを聴く方法は、「受動的傾聴」です。相手の話にじっくり耳を傾け、思いを受け止める、いわば傾聴の基本になります。その際には、相手が気持ちよく話せるように適度なあいづちを打ち、真摯な表情を浮かべ、アイコンタクトをとるなど Lesson 4 でお伝えした「傾聴の姿勢」で傾聴します。

　次の交渉の段階では、一歩進めて「積極的傾聴」[1]で臨みます。積極的傾聴は、アメリカの心理学者ロジャーズによって提唱されたカウンセリングスキルの一つで、相手の言葉の真意まで積極的に汲み取って聴く技法です。これは、看護師という職業においては特別なスキルではなく、患者や家族とのかかわりにおいて習得しているスキルといえます。看護現場では、患者の言語的な訴えだけでなく、表情や態度、バイタルサイン、睡眠時間、患部の状態など、患者の心身から発せられるあらゆる非言語的な情報も収集します。それらをアセスメントし、最適な看護ケアへと反映しています。そこで得た患者情報は、カンファレンスや看護記録として言語化し、チームメンバーで共有

---

*1　ロジャーズ（Rogers CR）により提唱された積極的傾聴（active listening）では、聴く側の3要素として、共感的理解（相手の話を相手の立場に立って共感しながら聴く）、無条件の肯定的関心（否定や評価をせず肯定的な関心をもって聴く）、自己一致（相手に対しても自分に対しても真摯な態度で聴く）をあげている。

するという高度なコミュニケーションも、日々の業務のなかで自然に行っているのです。

　クレーマーとの対話でも、相手の話す様子に注目すると感情の起伏や熱量など、多くの情報が得られます。話を遮らず最後まで聴き、時には沈黙も利用してクレーマーが考えを冷静に整理できるよう促します。

３　ペーシング：クレーマーの興奮を鎮める

　ペーシングとは、相手の話し方や状態、呼吸などに合わせることです。たとえば、声の調子や話すスピード、声の大小、音程の高低、リズム、感情の起伏などを合わせます。また、相手の肩や胸や腹部の動きを観察し、同じ呼吸リズムになるよう合わせていきます。このように相手へのペーシングを行うと、双方の間に一体感が生まれ、話し手は安心して話をすることができます。

　もちろん、クレーマーが怒鳴っている声の大きさや強い口調、怒りの感情や荒い呼吸に合わせることではありません。対話しながら、共感的な態度で根気強くかかわり、徐々にこちらにペースが合うように誘導していきます。

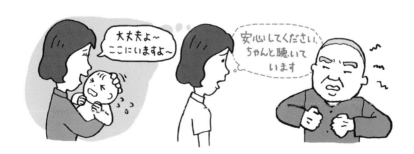

たとえば、泣いている子どもを寝かしつける場面をイメージしてください。穏やかな口調で語りかけ、子守唄を聞かせ、お腹をゆっくり優しくたたいて落ち着かせ眠りにいざなうイメージです。

4　リフレイン：キーワードをキャッチ＆リリース

　リフレインとは、相手の言葉を繰り返す手法で、話し手に自分の言ったことが伝わっているという印象を与えることができます。話し手が口にした言葉を繰り返すことから「オウム返し」ともいいます。

　リフレインを取り入れることによって、相手に安心感を与え

●表5-3　リフレインの例

> 看護師（以下、N）：「いかがされましたか？」
> 患者（以下、P）：「ベッド柵に腕がぶつかって、大事な湯飲みが割れた！　どうしてくれるんだ！」
> N：「大事な湯飲みが割れてしまったのですね」
> P：「そうだ、大事な湯飲みだったんだ！　年寄りを馬鹿にして、わざとにこんな大袈裟な柵をつけたんだろ！」
> N：「申し訳ございません。おけがはありませんか？」
> P：「右腕が当たったんだ！　痛いに決まっているだろ！」
> N：「右腕が当たったんですね。見せていただいてから、片づけをしてよろしいですか？」
> P：「湯飲みは見舞いに来た孫がくれたんだ！」
> N：「お孫さんがいらっしゃるんですね」
> P：「そうだ、大学に合格した優秀な孫だ」
> N：「大学に合格なさったんですか。おめでとうございます」
> P：「そうだ、自慢の孫だよ。医者を目指している」
> N：「お孫さんの将来が楽しみですね。もう少しお孫さんのことをうかがいたいのですが、こちらを先に片づけてもよろしいですか？」
> P：「早く片づけてくれ。孫が来てけがをしたら大変だ」

るだけでなく、他者からのリフレインによって、自分の発した言葉をあらためて自身の耳で聞き返し、話した内容を客観的に確認することができます。クレーマーの思考を働かせることによって、怒りという感情に支配されている状態から冷静さを取り戻すことも期待できます。

　リフレインの例を表5−3に示します。クレーマーの土俵に上がってしまうと、押しの強さに負けて、言いなりにならざるを得ない状況に持ち込まれるかもしれません。冷静にキーワードを拾い、しっかりと相手の耳に返しながら、興奮が収まるまで辛抱強く話しを聞きましょう。

☑ Check

> **クレーム対応には4つのコーチングスキル（セットアップ、積極的傾聴、ペーシング、リフレイン）を活用する。**

テクニック編
ネゴシエーターから学ぶ交渉術

みなさんはネゴシエーター（negotiator：交渉人）をご存知でしょうか。ネゴシエーターとは、高度な交渉をする人物、交渉を主な仕事とする人のことで、様々な場面において、利害関係のある相手と対話のうえで合意を目指す役割の人を指します。警察や政府の要員で、人質救出作戦において犯人との交渉を行う人物のことを指す場合もあります。

また、ネゴシエーション（negotiation）は、交渉や折衝、取引の際の話し合いという意味で、意見や方向性の不一致が発生した際に、議論によって合意や調整を図ることをいいます。コンセンサス（意見の一致、合意）を目的とし、相手の理解を得ると同時に、相手の主張に耳を傾けます。双方にある程度の妥協をする意思がなければ、ネゴシエーションの成功は難しくなります。ネゴシエーションは、「対立」ではなく「協働」ととらえることで、双方にとって価値がある提案を見出す糸口になります。以下に、ネゴシエーターが行っている交渉術から看護現場におけるクレーム対応に役立つ3つのヒントを紹介しますので、意識にとめておいてください。

> クレーム対応に役立つネゴシエータの交渉術
> １．クレーマーの自尊心の手綱を引く
> ２．妥協点を設定しておく
> ３．記録に残す

クレーマーの自尊心の手綱を引く

　自尊心とは、自分の尊厳を大切にし品位を保とうとする気持ちや態度をいいます。自尊心がある人は、自信や自己肯定感があるため、周囲の人と適切にコミュニケーションをとり、行動を選択することができます。一方で、自尊心の低い人は、自分に自信がないため、周囲の人の言動に過剰に反応したり、人より優位に立とうとしたりします。その結果、自己中心的になるのです。そのようなクレーム行為によって、人から謝罪を受けたり、要求が通ることで、自分が正しい、自分の意見が尊重されていると解釈し、自尊心を満たそうとするのです。

　自尊心の低い人というのは、自分への信頼という器に穴が開

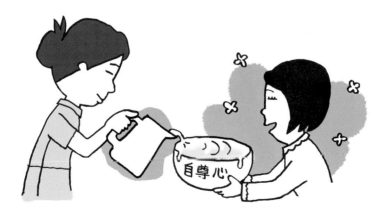

いており、常に渇きを感じている状態といえます。その心の渇きを潤すかかわりができれば、クレーマーの手綱を握り、交渉を優位に運ぶことがしやすくなります。

　ネゴシエーターの交渉術では、まずは人間の最も弱い部分を突きます。たとえば優秀さをアピールして理詰めで要求してくるクレーマーには、その優秀さに対してきちんと反応を返してあげることでプライドをくすぐり、心にそっと水を注ぎます。交渉技術の一つであると割り切り、わざとらしくならないようにアプローチし、徐々に気分を乗せて交渉を優位に導きます。

　看護師もネゴシエーターのように、患者の自尊心を損なわないよう認知症高齢者と対話したり、言語や運動能力の回復・改善を目指す人が感情表出しながらリハビリを継続できるようにサポートするなど、自尊心を尊重するかかわりができる対人支援のプロです。もっている自分の能力を信じて、クレーマーの内面にも働きかけましょう。

② 妥協点を設定しておく

　交渉においては、妥協できることとできないことの境界線をできるだけ早い段階で見きわめ、妥協点を設定しておきます。

　クレームの内容によって譲歩できる部分があれば、実行する（譲歩する）ことで信頼関係の構築に効果的なこともあります。常識的な範囲の個別対応や、口外されても問題のないリクエストであれば応じる価値はあると思います。妥協できないこととしては、法的に問題となること、金銭の要求、心身の安全に影響するような脅迫まがいの要求、口外されることで対応した職員や組織に悪影響が及ぶものは避けます。

　妥協できることは必要なときに使える手札として活用します

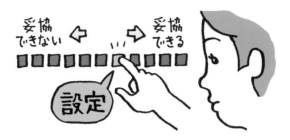

が、妥協できないことは使えない手札なので絶対に手放してはいけません。

3 記録に残す

　クレーマーと対話しながらの記録は容易ではありません。話し合いの場には、実際に交渉役として対話をする人と、メモをとったり録音を準備する記録役の人とで対応するのが望ましいです。基本的には、記録は相手の同意を得なくても問題はありません。メモをとるのは、行動として目視しているので、双方ともに確認がとりやすいです。ただし、人の手を介するということは、正確さを欠く可能性があるので、万能とはいえませ

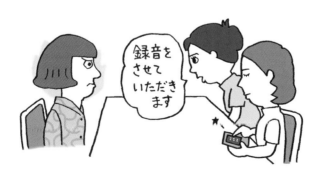

ん。その点、録音や録画は有効性が高いといえます。

　ここで注意が必要なのは、録音や録画は、自分が知らないところで記録されていたことをあとで知ると、クレーマーでなくても気分がいいものではありません。誠実な対応としては事前に「内容に行き違いがあってはいけませんので、録音させてください」と許可を得ておくと、あとで余計な神経を使わずに済むでしょう。

☑ Check

クレーム対応にはネゴシエータの交渉術（クレーマーの自尊心の手綱を引く、妥協点を設定しておく、記録に残す）を活用する。

Lesson 6

クレーム対応に備えた 3つのセルフマネジメント

　Lesson 5まではクレーム対応に必要な知識やスキル、マインドについてお伝えしてきました。Lesson 6は、患者や家族からのクレームに備えて、日頃の看護現場で実践できるセルフマネジメント法を3つ紹介します。クレーマーとの遭遇は、少なからずダメージを受けます。日頃から自分の感情や行動をマネジメントし、たとえダメージを受けたとしても、できるだけ早く立ち直り、いつもの自分に戻れるしなやかさを養いましょう。

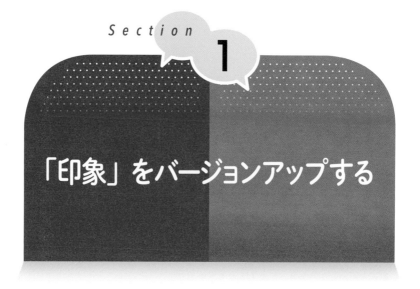

「印象」をバージョンアップする

みなさんは、自分が看護師として患者や家族にどのような印象を与えているか考えたことがありますか。患者や家族は、病気や環境の変化などからストレスを抱えやすい状態のため、些細なことでも気に障りやすく、クレームの原因になります。看護師の言動だけでなく、自分では気がつかないうちに好ましくない印象を与えてしまい、クレーマーを刺激してしまうことは起こりうることです。

 1 ## 第一印象の与える影響

初対面の相手にもつ第一印象は、その後の関係性に影響する重要な要素になります。一般的に第一印象は会って数秒といわれており、いったん相手に与えた第一印象を変えるのは容易ではありません。

ではまず、印象とはどういうものか、脳のしくみから説明します。脳はこれまでに入力された情報をとおして、現在起きている物事を判断したり、これから起きることを予想したりして

います。たとえば、テレビでおいしそうな焼肉の映像を見ただけで唾液が出てきたり、味や食感、においを想像することができますよね。また、映画の主人公が悲しんでいるのを見て、あたかも自分が体験しているかのように感じたことがあると思います。このように、過去の経験が脳にデータ保存されているから思い出すことができ、経験した印象が強いほど、よりリアルに刻み込まれていくのです。

　痛みや不安を抱えた患者や家族が、病院という緊張度の高い場所で初めて接する看護師は、他の医療従事者より長い時間かかわる可能性がある存在であり、それだけ印象も記憶に刻まれやすいといえます。さらには、優しく接してほしい、安全な看護を提供してほしいという期待も上乗せされています。つまり、看護師として好ましい印象をもってもらうことは、患者や家族の思いを引き出し、必要な情報を収集するプロセスをスムーズにし、信頼関係を築くための近道になるのです。

　以下に看護師として第一印象を良くするための具体的な方法を紹介します。

2　挨拶の重要性

　初対面では、最初に挨拶を交わします。実は、この挨拶がクレームにつながることがあります。みなさんも挨拶で不快な思いをしたことがあるのではないでしょうか。

　挨拶は、子どもの頃から親や学校の先生などに教えられ、人間関係において様々な場面で交わされる基本的な言葉や動作です。そのため、人は挨拶されて当たり前と考え、挨拶されないと相手に対して不安や不信感を抱きやすいのです。

　社会人であるみなさんは、さすがに挨拶くらいはと思うかも

しれません。しかし、緊急対応が必要な患者が運ばれて来たり、業務に追われて時間的にも精神的にも余裕がない状況になることはあると思います。知らず知らずに、挨拶をなおざりになることもあり得るのです。

③ 挨拶は「存在承認」

　挨拶は、相手の存在を認めることを示す「存在承認」になります。存在承認とは、「あなたがいることに気づいていますよ」というメッセージを伝えることです。承認とは、コーチングにおいて代表的なスキルの一つで、場面や目的によっていくつかの種類に分けられます。そのなかでも「存在承認」は、成長やプロセスなどの変化を認める「変化（成長）承認」や、課題に対する結果や成果を認める「結果（成果）承認」よりも、比較的相手が受け取りやすい身近な承認といえます。なぜな

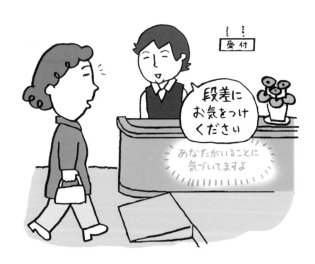

ら、お互いのことをそれほど知らない関係であっても、挨拶を
する、相手の名前を呼ぶ、アイコンタクトをするなど、子ども
のころから慣れ親しんだ行為だからです。

　たとえば、店員の笑顔や「いらっしゃいませ」も存在承認で
す。病院では、患者の目を見ながらの「お大事にしてくださ
い」「段差にお気をつけください」の言葉など、日常的にも患
者に接するあらゆる場面で使われています。

　まずは、毎日の挨拶が好ましい印象になることを目指して、
チェックリスト（表6-1）で振り返りながら印象をバージョ
ンアップさせていきましょう。ぜひ、チームメンバーと一緒に
取り組んで、組織の印象の向上も目指してください。

表6-1　「挨拶」振り返りチェックリスト

☐ 自分から声をかけましたか？
☐ 相手と目を合わせましたか？
☐ 視線だけでなく、顔や身体を相手に向けましたか？
☐ 笑顔でしたか？
☐ 相手の名前を呼んで挨拶しましたか？
☐ 言葉づかいや声の調子を、相手の年齢や状態に合わせましたか？
☐ 作業の手を止めて挨拶しましたか？

＜フィードバック＞
☐ 返ってきた挨拶を最後まで聞いていましたか？
☐ 相手から笑顔が返ってきましたか？
☐ 挨拶や印象についてほめられましたか？

✓ Ｃｈｅｃｋ

挨拶など基本的なコミュニケーションを
大切にして印象のバージョンアップを図る。

メンタルを安定させる小さな「習慣」づくり

1 習慣をつくるとは

　セルフマネジメントの一つとして、習慣をつくるという方法があります。習慣をつくる目的は、自分を信じる力や自己肯定感を高めて、強いメンタルを育てることです。

　患者や家族からクレームを受けると、対応した看護師は自分を責め、落ち込み、ダメージを受けます。看護師は、患者の発するあらゆる情報から、異常や悪化のサインを見つける能力が発達しているため、自分の問題に対しても敏感にセンサーが働いて、些細なことでも反省しやすいのです。反省することは悪いことではありませんが、必要以上に自分を責めてしまうとダメージが大きくなります。メンタルヘルスにおけるセルフマネジメントは、クレーム対応に備える筋トレのようなものだと思ってください。

　さて、セルフマネジメントとしての習慣づくりですが、習慣とは、長い期間、繰り返されることで習得し、意識せず行われている行動をいいます。たとえば、「朝食はパン」「メイクは

10分」「電車は5両目に乗る」など生活に関することから、仕事では「記録はバイタルサインから」など、自分なりのルールや約束事があり、当たり前の行動です。では早速、セルフマネジメントに活かす習慣づくりにチャレンジしてみましょう。

② 習慣づくりのコツ

習慣は自分との約束を守ることでつくられます。そのため、「飽きっぽい私には無理」「習慣は簡単じゃないから、ダイエットは長続きしない」と思っていませんか？　もし、習慣にできないのは努力が足りないから、意志が弱いからと思うなら、はじめから努力や意思が必要のない習慣にすればいいのです。

脳は、生命を安全な状態に維持するため、今までと違うことを始めようとすると「余計なことをしてエネルギーを消費するな」とストップをかけます。「夏までにやせよう！」と間食をやめると、「甘いものはおいしい」という快の感覚が味わえなくなるので、「制限するのはつらいことだ」と一度上がったモチベーションを下げてきます。脳は一度習慣化したことは難なく継続できますが、新しいことを始めるのは苦手なのです。

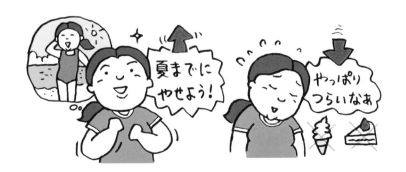

頑張らなくていい習慣をつくる

　習慣づくりでいちばん大事なことは、「頑張らなくていい習慣」にすることです。頑張るためには、我慢して努力し続ける必要があります。脳はつらいことが嫌いで、快の感覚を選択するしくみになっているため、頑張らなければいけないことを習慣にするのは難しいのです。

　「頑張らなくていい習慣」とは、「誰かにほめられることはないけれど、行うと自分の気分が上がるような小さなことをやると決める」、ただこれだけです。そんなことに何の意味があるのかと疑問を感じるかもしれませんが、続けているうちに、少しずつ約束を守れている自分が誇らしく思えてきます。快の感覚が生じることで、自分のなかにある「当たり前」の基準値が上がり、もう少しバージョンアップさせたくなります。

　まずは、何かのついでにできるような行動で、自分が満足する小さな習慣をリストアップしてみてください（表6-2）。

 習慣化するためのしかけをつくる

　新しい習慣を続けていくにはコツが必要です。そのコツとは、「ついついやってしまうしかけをつくる」ことです。

　新しい習慣をつくったら、それを始める前に少しだけしかけ

表6-2　頑張らなくてもいい習慣の例

□ お風呂のあとは鏡を拭いてから出る
□ 玄関に出す靴は一足だけにする
□ 毎日発酵食品を食べる
□ 使ったボトルはラベルの向きを揃えて戻す
□ 患者に対面する前には口角を上げる
□ 他部署には挨拶してから入室する
□ ドアは両手を添えて静かに閉める

を準備しておく、これが習慣化する最大のポイントといっても
よいでしょう。日常生活は様々な習慣でできています。その流
れのなかに新しい習慣を組み込み、決めたことを継続するため
の、3つのしかけを紹介します。

● **数値を設定する**

　設定する数値は、回数と時間です。習慣にするには、どのく
らいできたかという結果より、継続するためのプロセスが重要
なので、自分が思うよりも少ない回数や短い時間に設定しま
す。

　たとえば、読書なら、10ページよりも1ページ、10分より
も1分と設定します。物足りないと思っても、設定した以上に
頑張らないでください。頑張ることによって期待値を上げてし
まうからです。

　余力があるならば、別の新しい小さな習慣を組み合わせま
す。新しい習慣は、2つ連続で行ってもまだ物足りないと感じ
る程度のものにします。たとえば、読み終えたら心を整えるた
めに深呼吸を3回するなどです。このように、1つのハードル
を極力低く設定しましょう。

● **リマインダーを利用する**

　気分がのらなくても、またはうっかり忘れていても行えるよ
うに、リマインダー（予定通知機能）を利用します。たとえ
ば、スマートフォンの待ち受け画面にイメージ画像やフレーズ
を表示させておくなどです。パソコンを使う頻度が高い人には
スクリーンセーバーもお勧めです。習慣化したい行動の動線の
どこかに、ポストイットを貼っておくのもよいでしょう。

　自然と視覚に入って思い出せるようなしかけをつくったり、
楽しい気分で行動できるようにお気に入りの写真や装飾で工夫
をするといいでしょう。忘れたことを責めるのではなく、前も

って思い出すためのしかけをつくっておくことは、習慣化に有効な手段です。

●代替案を用意する

　新しくつくった習慣を忘れたり面倒に感じたりする日があったときの代替案として、ほかの選択肢を準備しておきます。代替案は、手軽に数秒で終わることや寝る前に物を使わずにできることにします。これによって自分を責めるのを防ぎ、自分との約束を守れるようにしましょう。習慣をつくる目的は、一度決めたことを何が何でも完璧にやり遂げることではなく、自分を信じる力や自己肯定感を高めるためと柔軟に考えましょう。表6-3に代替案の例をあげるので参考にしてみてください。

表6-3　代替案の例

□or 一日のごほうびにチョコレートを1個食べる
□or 鏡に向かって「今日も頑張ったね」と声をかける
□or 脱いだスリッパを揃える
□or 子どもにハグをする
□or 布団に入って大きく伸びをする

 Check

頑張らなくてもできる行動を、様々なしかけで習慣化する。
小さな一歩の積み重ねが大きな自信を育てる。

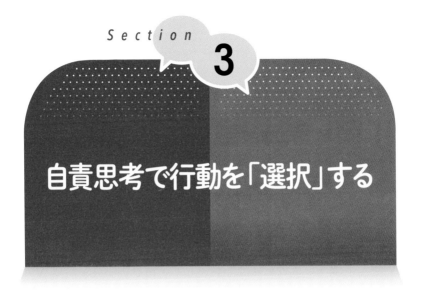

Section
3

自責思考で行動を「選択」する

1 他責思考と自責思考

　いわれのない非難を受けたり思わぬアクシデントに遭遇したりすると、他人や状況、環境のせいにしたくなります。このように、問題の責任を自分以外に求める考え方を他責思考といいます。責任を回避することで自分の安全性を担保することができますが、弊害が生じる場合もあります。問題に対して自分は無関係というスタンスでいると、問題解決も他人まかせになります。解決できるか否かは運しだいで、誰かが解決してくれるまで、自分の未来を委ねなくてはいけません。

　これに対して、問題やトラブルが起こったときに、自分に原因があるとして改善を試みようとする考え方を自責思考といいます。ここでお伝えしたいのは、何でもかんでも自分の責任として抱え込むことではありません。それだと、ただ反省することが増えて自分を責めてしまうだけです。

　では、もう少し詳しく自責思考の利点についてみてみましょう。

② 自責思考の利点

 問題解決能力が備わる

　自責思考では、問題やアクシデントが起きたときに、「この状況で自分にできることがあるとしたら何があるだろうか」「この状況をどうやって乗り切れるだろうか」というように、起きた事象を主体的にとらえ、行動を選択しようとする思考法です。つまり、自分自身に「今何をすべきか」と問いかけ、自分の選択と行動に対して自信と責任をもつことで、目の前で起きている状況を自らいい方向へと導くための有効な考え方です。起きてしまったことに対して「あのときこうしておけばよかった」と後悔するのではなく、「起きてしまったことは変えられないけれど、これからは自分ができることをあきらめずにやってみよう」と好転を目指していくことで、未来を選べる自由さを手に入れることになります。

　このような考え方によって、クレームなど不測の事態が生じ

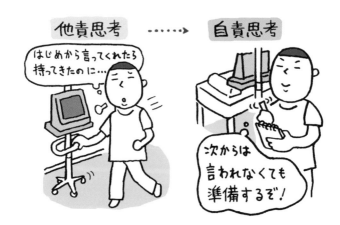

ても、常に自分に問いかけ、行動を選び、実行していく問題解決能力が備わっていきます。病院では予想外、想定外のことの連続です。ピンチをチャンスに変える思考を身につけ、自ら道を拓いてください。

機嫌のいい自分になれる

　自責思考で自信や行動への意欲が向上することで、いつでも「機嫌のいい自分になれる」といううれしいプラスαの利点があります。そのしくみを解説します。

　「自責思考」によって物事を主体的にとらえ、行動を選択していくことで、徐々に「今起きていることは自分が引き寄せている」という感覚をもち始めます。この感覚が意識的にもてるようになれば、問題解決の場面だけでなく、様々な事柄を好転させる際に応用できます。うまくいったときや思いがけずラッキーなことが起きたときは、自分が引き寄せた望ましい結果として肯定的な意味づけをし、結果に感謝することで活力や意欲が生まれます。要するに、「自分にとって都合がいいように解釈して、感謝して、ご機嫌になろう」ということです。

　以上のように、自責思考を発展させ、起きた物事に感謝する機会を増やすことによって、ふだんの何気ない出来事やありふれた日常のなかにこそ幸せがあることに気づくことができるようになります。そこで気づいた感謝は、心にとどめたままにせず、言葉にして口に出し、自分の耳で聞いて確認するというプロセスによって、幸せを実感することができます。そうやって小さくてもコツコツ幸せを貯金して心を満たしてあげることで精神的な余裕が生まれ、人に優しくなり、自然に印象も良くなります。クレームを引き寄せないためにも、感謝の言葉で心のエネルギーをチャージしておきましょう。

③ いつでも使える「感謝の言葉」

いつでも使える感謝の言葉を3つ紹介します。

▶ ツイてる！

重い荷物を持っているときや階段を上がっているときなど、ちょっとふんばりが必要なときは、自分の動きに合わせて「ツイてる！　ツイてる！」とリズミカルに言ってみてください。不思議と元気が湧き、疲労感が軽減されることで、自分が健康で過ごせていることに感謝することができます。

▶ エライぞ！　よくやった！

朝、時間どおりに起きられたときや夕食を作ったとき、または疲れていても患者に笑顔で対応したことなどを思い出したときは、声に出して自分をほめましょう。当たり前のことと見過ごすのではなく、ほめてあげることで自己肯定感を高めます。

▶ ありがとうございます！

休みの日の朝起きたら気持ちよく晴れていたり、お店でデザートをおまけしてもらうなど、思いがけないサービスを受けたときは、「ありがとうございます！」としっかり口に出してみてください。ラッキーなことはスルーせず、きちんと受け止めて感謝の言葉を言うことで、日頃の自分の頑張りが報われて、ご褒美をもらったような、得したような気分になります。

☑ Ｃｈｅｃｋ

自責思考で、自分を中心に置いた行動を選択する。

看護場面から考える
コミュニケーショントレーニング

　クレーム対応には高度なコミュニケーション能力が必要ですが、付け焼き刃では役に立ちません。看護師はこれまでの経験のなかで様々なコミュニケーション能力を身につけてきています。病院という職場は、年齢、性別、社会背景が様々な人にサービスを提供しており、コミュニケーション能力を磨くチャンスは豊富にあります。患者・家族だけでなく、同職種間・多職種間スタッフとのかかわりでも、人と人をつなぐコミュニケーションにおいて中心となる役割も担っています。Lesson 7 では、看護場面を設定し、コミュニケーション能力の向上につながるトレーニング法を紹介します。

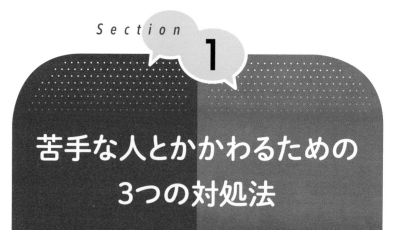

苦手な人とかかわるための 3つの対処法

① 苦手な人がいることに悩んでいませんか？

　看護師は、経験をとおしてあらゆる場面に対応するためのコミュニケーション能力を身につけます。しかし、人間関係力の高さゆえに「威圧的な態度の人が苦手で、接し方がわからない」と感じている人は多いと思います。また、病気だけでなく、仕事のストレスも抱えていら立つ患者の対応で困ったこともあるのではないでしょうか。看護師である以上、苦手であることを理由に仕事を放棄することはできないため、ますます苦手意識を強めてしまうこともあるかもしれませんね。場合によっては、苦手な相手にクレーマーのレッテルを貼ってしまいたくなることもあると思います。一度ついてしまった強烈なレッテルは変えにくく、さらに負の感情は周囲に連鎖しやすいので、他の看護師にも波及してしまうおそれがあります。

　また、苦手な人を好きになれないことに悩んでいる看護師もいるかもしれません。相性によって、気兼ねなく話せる人もい

れば、いるだけで緊張する人もいます。それは自分のコミュニケーション能力が低いからではありません。人は育った環境や経験を通じて自分の価値観を築いていきます。こうあるべき、これが当たり前という価値観に基づいた基準は、みんな同じだと思って相手と接するから意見が衝突したり、すれ違うのです。そもそも価値観は固有のものだと認識しましょう。

　以下に、苦手な人とかかわるための3つの対処法を看護場面から考えていきます。コミュニケーションのレパートリーを増やして看護現場での対応力を上げるヒントにしてください。

■登場人物

● A さん：4年目の看護師。総合内科病棟、循環器内科病棟を経て、今年から外科病棟に異動して半年。勤務態度は真面目で一生懸命、いつもニコニコして周囲に気をつかっているので、精神的に疲れやすい。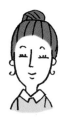

● 看護師長：50歳代のベテラン看護師長。性格は温厚で面倒見がよく部下からの信頼も厚い。

● 主任：7年目の中堅看護師。ルールに忠実で、合理的に仕事を進める。常に冷静で感情を表に出さないが、部下思いな面もある。

● K さん：50歳代の男性患者。人間ドックで早期胃がんが見つかり手術目的で入院。6人の従業員がいる弁当屋を経営しており、入院中もスマートフォンとパソコンが手放せない。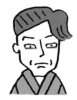

　看護師Ａさんが午前中の検温で患者Ｋさんを訪室。

Ａさん「Ｋさん、お早うございます」

Ｋさん「おい、インターネットがつながらないぞ！　手術までにやらなきゃいけないことが詰まっているんだ！　早く改善してくれ！」

Ａさん「お仕事がお忙しいんですね。まずは今日の体温を……」

Ｋさん「聞こえなかったのか？　インターネットを何とかしてくれと言っているんだ」

Ａさん「すみません、Ｋさんの状況はお察ししますが、ここは病院ですので、インターネットのご使用は……」

Ｋさん「何を言ってるんだ！　何のために個室にいると思っているんだ！」

Ａさん「Ｋさん、落ち着いてください。体温を測ってから……」

Ｋさん「あんたじゃ話にならん。上司を呼んで来い！　時間がないんだぞ。勘弁してくれ！」

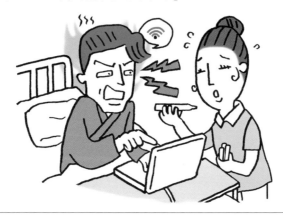

■場面2

　　患者Kさんの大声を聞いた主任が部屋に入ってきました。

主任「Kさん、いかがされましたか？」

Kさん「インターネットがつながらないんだ！　俺は手術までにやらなきゃいけないことが詰まっているんだ！　早く改善してくれ！」

主任「インターネットがつながらないのですね。わかりました。私がこの場でお答えできないので、どこが一番つながりやすいか事務に確認させますが、いかがですか？」

Kさん「わからないなら仕方がない。なるべく早く確認してくれ」

主任「わかりました。その間に、Aさんが検温してもよろしいですか」

Kさん「そうだな、あんたらもそれが仕事なんだから」

主任「Aさん、私は確認してくるので検温をお願いします」

Aさん「はい。わかりました」

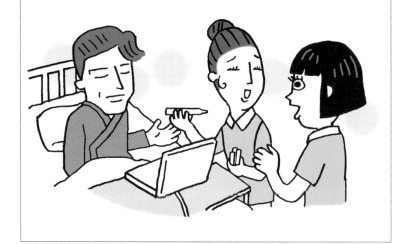

■場面3

　その日の昼の休憩時間、看護師Aさんと主任の会話。

Aさん「先ほどはありがとうございました。デイルームでインターネットが使えるんですね。Kさん、私のときはあんなに怒っていたのに、主任の話はあっさり聞いてくれましたね」

主任「Kさんがどうして怒ったかわかる？」

Aさん「それは、私のコミュニケーション力が足りないからだと思います」

主任「自信がないのはわかるけど、それで片づけていいの？」

Aさん「どういうことですか？」

主任「Kさんは、入院前の情報から考えると、経営者として頑張ってこられた方よね。さっきのやりとりから、スピードを重視する人だということもわかるでしょう？　自分の要求に対して、解決できるのかどうか結論から答えてほしかったのよ」

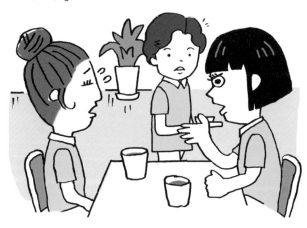

Ａさん「そうですか」

主任「患者さんの訴えの裏の意図をくむのが大切。要求が伝わったとわかってから初めて話を聞く心の準備ができるのよ」

Ａさん「私は自分がやらなきゃいけないことを一方的に伝えていました。Ｋさんの話を聞いていなかったんですね」

苦手な人とかかわるための3つの対処法

対処法①ひと呼吸おいて、とらえ方を変える

相手の思考や行動のパターンが自分と違うと、戸惑い、苦手意識を抱くことがあるかもしれません。その反応はごく当たり前なことで、無理になくす必要はありません。違いをネガティブにとらえる（苦手と思う）のではなく、相手を肯定的にとらえ直すことで、その人が大切にしている価値観について考える機会にするのです。まずはひと呼吸おいて、自分のとらえ方を変えてみましょう。

●**場面1**を振り返ったＡさん

「Ｋさんが話を聞いてくれない。私では対応できないから担当を変わってもらおう」

→「Ｋさんは、入院していても経営者として仕事を大事にしている。仕事に行けないつらさに配慮して接していこう」

●**場面2**を振り返ったＡさん

「どうして主任はすぐに状況を判断できるのだろう」

→「慎重に行動することも大事だけれど、主任のように先回りできると、みんなが効率よく動ける。私は目の前のことに集

中して、業務が時間内に終わるように協力しよう」

●**場面3**を振り返った看護師長

「主任は、Aさんにダメ出しばかりしている。モチベーション
が下がって辞めるかもしれない。厳しすぎると注意しよう」

→「主任は日頃からメンバー一人ひとりがどこを改善するとう
　まくいくのか、細かく観察している。それは強みだけれど、
　承認も必要。主任自身が承認されていないのかもしれないか
　ら、私がしっかり観察して承認しよう。メンバーへの承認に
　ついて、一緒に考えようと提案するとよいかもしれない」

　このように、自分との違いに気づき、相手の言動、行動の
理由や意図を推測することで、その人の強みや大事にしてい
る価値観が見えてきます。また、物事に対する自分のとらえ
方次第で相手に対するかかわり方を変えることができます。

 対処法②ほかの人の対応を参考にする

　自分にとって苦手な人であっても、ほかの人は問題なくコミ
ュニケーションがとれていることがあります。コミュニケーシ
ョンと人の心は、鍵と鍵穴のような関係です。鍵がピタッとは
まればスムーズに心が開きますが、鍵穴にはまらなければ開け
るのに苦労します。ここでいう鍵とは、コミュニケーションの
とり方を指します。

　コミュニケーションのとり方は、その人の背景や環境によっ
て育まれ、言葉づかい、話す順序などそれぞれ違います。そし
て、無意識のうちに自分がとりやすいコミュニケーションとい
う鍵を差し出しがちです。しかし、それが必ずしも鍵穴に合う
とは限りません。

　場面1と**場面2**から、かかわり方の違いについて観察してみ
ましょう。自分にとって苦手な人とうまく付き合っている人が

どんな鍵を差し出しているのか、うまくいっている人のやりと
りを観察することは、行動のレパートリーを増やすのにはとて
も有効です。また、**場面3**のように、アドバイスをもらうのも
よいでしょう。

 対処法③質問には結論から伝える癖をつける

　看護師には、チームメンバーに合わせて行動することが得意
な協調性の高い人が多くいます。しかし、時にその協調性によ
って支障をきたすこともあります。たとえば、争いを避けるた
めに自分の意見を言わない、率直に話す人や威圧的な態度の人
に苦手意識をもつ、また相手に気をつかい過ぎて遠まわしな表
現になってしまい、言いたいことが伝わらないなどです。聞き
上手だけれど話すのは苦手という看護師も多いですよね。

　双方向のやり取りがうまくいかない対話は、相手を苛立たせ
てしまう原因となり、コミュニケーションエラーによってクレ
ームを引き起こす可能性もあります。不安や苦痛がある状態に
不愉快さも加わることで、ストレスが増大し、怒りにつながり
やすいのです。そうした感情の動きを踏まえて、質問には結論
から先に伝えることを意識しましょう。

　本やブログなどを選ぶ際、まずどんな情報が入ってきます
か？　タイトルや内容を連想させる画像を見て、大まかでも中
身を確認し、興味がわいたものを選択しますよね。対話に置き
換えると、結論から伝えるというのは、相手に興味をもって話
を聞いてもらうための準備をしてもらうことになります。確実
に実践するためには、話し始めるときに「結論からお伝えする
と」と文頭につけてみましょう。そうすることで、まず結論を
探そうと脳が働いてくれます。前置きが長かったり、時系列に
説明する癖がある人もいると思いますが、少しでも相手の思

考、感情に波風を立てないようにするために今日から始めてみてください。

　コミュニケーションは、相手とかかわるための道具です。それを様々な場面で使いこなすには、その道具を使う機会を増やすのが一番の近道です。「苦手＝できない」ではなく「やった分だけできるようになる」と考えてください。うまく使いこなせるときもあれば、思ったとおりにいかないこともあると思います。成長のためにはうまくいかなかった経験も必要です。それは同じような機会が訪れたとき、対策を考えることができるからです。

　苦手なタイプの人に出会ったら、無理に好きになろうとするのではなく、自分との違いに目を向けて、３つの対処法を参考にしながらコミュニケーションの機会を増やしてください。

☑ Ｃheck

**苦手だと思う相手は、自分のコミュニケーションの
幅を広げてくれる貴重な存在。**

自分の価値観に
気づくための3つのステップ

　自分がどのような価値観をもっているのか、明確にこたえられる人は少ないと思います。以下に設定した看護場面から考えていきましょう。

■登場人物

● Aさん：4年目の看護師。
●主任：7年目の中堅看護師。

● Bさん：新人看護師。祖父母も同居する実家暮らしで、高齢患者にかわいがられ人懐っこさがある。仕事では好奇心旺盛だが、慎重さに欠ける面がある。

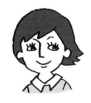

● Gさん：60歳代の女性患者。甲状腺がんの摘出手術目的で入院。手術に不安を感じている。

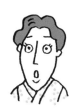

　　患者Gさんへの支援の方向性を決めるカンファレンス。

主任「来週手術予定のGさんについて、共有しておきたいことはありますか」

Aさん「はい。昨日、検査の説明で顔色が悪くなり、尋ねると母親を大腸がんで亡くしたため、死を連想してしまい、前向きになれないとおっしゃっていました」

主任「精神的につらかったのね。ほかには？」

Bさん「はい！　今日は無事に検査も終えたし、戻ってきたときに『手術もきっと大丈夫ですよ！　一緒に頑張りましょう！』と声をかけて励ましました！」

主任「不安や恐怖の渦中にいる人を無理に励ますのはどうかしら。まずはGさんの気持ちを受容してあげたのかしら？」

Bさん「元気を出してもらおうと思って……。すみません」

主任「後で訪室したら？　Bさんは話すのが得意だから」

Bさん「はい！　行ってみます！」

主任「Aさん、何か気になることがあるの？」

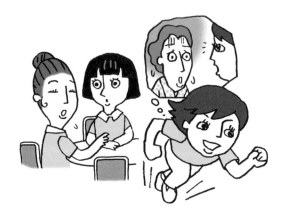

Aさん「大丈夫だと思いますが……」

Bさん「大丈夫ですよ！」

主任「Aさん、何か言いたいことがあるの？」

Aさん「いいえ、大丈夫です。すみません」

自分の価値観に気づくには

 いつも同じことで悩んでいませんか？

　場面4を振り返ったAさんは、「Bさん一人で大丈夫かしら。私が一緒に行くと言えばよかったかな。でも、一人で行けるって言ってたし、みんなも何も言わなかったからいいよね。私が主任にお願いして変な空気になっても困るし…。どうして私はいつも言いたいことが言えないんだろう」と悩んでいます。看護師はカンファレンスなど、複数の人と協議・協働することが多く、周囲の人と異なる意見を言うのに躊躇して、黙りがちな人がいます。周囲の人の顔色をうかがい、周囲に合わせることが習慣になってしまい、言わなかった自分を責めて、その気持ちを引きずってしまう。そうなると仕事にも身が入りません。

 苦手なことがあることを否定的にとらえていませんか？

　苦手なことをなくせば、理想の自分に近づけるのでしょうか？　Aさんは「言いたいことが言えない」ことを否定的にとらえていますが、「言えなかった」のは結果です。ここで考えたいのは、結果に至るまでのプロセスです。

　人が行動を選択するに至ったプロセスには、その人の価値観

が表れます。価値観とは、物事を判断する際に基準となる考え方で、無意識のうちに様々なことに影響しています。

 自分の価値観に気づき、可能性を広げよう！

　以下に、自分の価値観に気づくための３つのステップを紹介します。まず、各ステップであげられた項目に沿って自分の思いや考えを書き出し、自分の価値観を表面化します。次に、価値観に基づいた行動のレパートリーを考えて、思いつくだけ書いてみましょう。レパートリーを増やしていくことで、自分が望む結果につながる行動（自主的な行動）を選択できるようになります。

　各ステップにあげた例を参考に、自分の可能性を広げていきましょう。

 自分の価値観に気づくための３つのステップ

 ステップ①自分の欠点を書き出す

表７-１　欠点の書き出し（欠点の視覚化）

	行動、結果	思い、動機
1	相手や周囲の人の顔色をうかがってしまい、自分の意見が言えない	違う意見を言って、場の雰囲気を悪くしたり衝突を起こしたりしたくない
2	無意識に相手の不安や苦痛を感じ取ってしまい、本人以上に自分がつらくなる	不安や苦痛で不快な思いをしてほしくない
3	わからないことや問題があると、解決せずにはいられず、予定していた看護業務が滞る	曖昧なことや問題を解決しないことを見て見ぬふりできない

　Ａさんのように「言いたいことが言えない」など、自分にとって欠点だと思うことを明確にすることは、自己理解を深める有効な方法になります。欠点を書き出す際には良し悪しの判断をせず、自分の特徴の一つとして書き出します。

　欠点と判断した行動や結果には、そこに至った思いや動機があります。表7−1のＡさんの例を参考にして、日頃の自分を思い出して具体的に書き出してください。

▶ ステップ② "Why" から "Want" へ変換する

　表7−1で書き出した「思い、動機」は、表7−2では行動に対する理由 "Why" になっています。次に "Why" で書き出したことを「したい、してあげたい」という "Want" に変換してみましょう。

　欠点としてあげた "Why" は、ほとんどが否定的な表現になっていると思います。そこで、"Want" では「したい、してあげたい」という肯定的な表現にして、自分の根底にある願いや望みに変換して書き出してください。

表7−2　"Why" から "Want" への変換：否定的な表現から肯定的な表現への変換

	Why（思い、動機）	Want（したい、してあげたい）
1	違う意見を言って、場の雰囲気を悪くしたり衝突を起こしたりしたくない	意見を一致させたい、合意のもと一緒に進みたい
2	不安や苦痛で不快な思いをしてほしくない	苦痛や不安を取り除いてあげたい
3	曖昧なことや問題を解決しないことを見て見ぬふりできない	わからないことは理解したい、問題を解決させたい

ステップ③行動のレパートリーを増やし、可能性を広げる

　最後に、表7-2で書き出した"Want"を実現するための"Action"（行動）を考えます（表7-3）。欠点という評価に引きずられるのではなく、自分の基準となる価値観、すなわち"Want"を生かして、どんな行動が考えられるか書き出してください。

　"Action"のレパートリーを増やすことで、多くの選択肢のなかから自分の好ましい結果を引き寄せられる行動をとることができるようになります。看護師の仕事だけでなく、プライベートの生活にも応用し、可能性を広げていきましょう。

　紹介した３つのステップを踏むことで、自分が欠点だと思っていたことから自分の価値観に気づき、行動のレパートリーを増やすことができます。また、書き出して視覚化することによ

表7-3　"Want"から"Action"への変換：行動のレパートリーを増やし、可能性を広げる

	Want（したい、してあげたい）	Action（行動）
1	意見を一致させたい、合意のもと一緒に進みたい	●みんなに声をかけて全員が意見を言いやすい環境をつくる ●自分の意見も含めて様々な考えのなかから合致点を見つける
2	苦痛や不安を取り除いてあげたい	●言葉だけでなく言葉以外の情報も含めてアセスメントする ●個人を尊重した固有のケアプランを提案し、満足度の高い看護を提供する
3	わからないことは理解したい、問題を解決させたい	●定期的に業務や環境を見直す機会を設ける ●チーム全体で改善に向けて取り組み、成長し続ける看護チームをつくる

って自分自身と距離を保ち、客観的に考えられるようになります。

　このステップは、自分の可能性を広げるために紹介しましたが、他者とのコミュニケーションにおいても活用することができます。一緒に働くメンバーや患者、家族が何を大切にして何を実現させたいかを考えるきっかけになり、より深いレベルでコミュニケーションがとれるようになります。人との出会いがある限り、対応力を上げるチャンスは無限にあるのです。

　本書のテーマにもなっているクレーマー化した患者・家族であっても、譲れない価値観はあります。くみ取ることができれば、たとえこたえられない要求であったとしても、大事にしている価値観を不必要に汚すことなく交渉することができます。相手に共感し、誠実に対応するためにもワークに取り組んでみましょう。

✓ Check

**自分の価値観に気づくことは、自分とは異なる人の
価値観に気づき、尊重したかかわりにつなげることができる。**

おわりに

＜本書の活用ポイント＞

　Lesson 1は、病院という環境で患者とその家族、看護師がどのような状態に置かれているのを理解し、なぜ患者や家族からクレームが発生するのかについて解説しています。Lesson 2は、多種多様なクレーマーを分類し、それぞれの特性と対応策を解説しています。Lesson 3は、様々なクレーム事例をあげ、自分がその場面にいたらどんな感情をもち、どう考え、どのような行動をとるのか想像しながら読み進めていただければと思います。

　中盤は実践的な内容になります。Lesson 4は、患者と家族からのクレーム対応に欠かせない「謝罪力」について、Lesson 5は、相手の要求に適切に対応するための「交渉術」について解説しています。どちらも高度なコミュニケーションスキルですが、看護師として日常のあらゆる場面で応用できるでしょう。

　後半の Lesson 6ではセルフマネジメントを、Lesson 7では日頃のコミュニケーション能力を高めるためのトレーニング法を紹介しています。クレーム対応とは、クレーマーとのコミュニケーションです。そこでは、知識だけでなく経験の積み重ねが力になります。日常をコミュニケーショントレーニングの場としてチャレンジしてください。

　筆者は看護現場に17年勤め、現在は、コミュニケーション研修の講師として、またジャンル問わず様々な人たちのパーソナルコーチとして、コーチングを提供しています。看護現場を

離れてみてより強く感じたのは、多くの看護師が自分のコミュニケーション力に自信がないことでした。それは、患者や家族への対応だけでなく、メンバーや多職種とのかかわりに何かしらのストレスを抱え、それが看護に対するモチベーションや生産性に大きく影響しているということです。なかでもクレーム対応は、怖い思いをした経験がトラウマとして残ってしまう場合があります。筆者自身も一方的な怒りを何度もぶつけてくるようなクレーマーの対応にあたった際には、足がすくんだり、呼吸が浅くなるのを体感したのを覚えています。

　心身に強いダメージを与えるクレーム対応は、決して一人で抱え込んでいけません。ご自分やチームメンバーをしっかり守りながら、戦略的に対応していただきたいと思い、本書を書きました。今の時代、いつなんどき出会ってしまうかわからないクレーマーですが、思いがけずに怒りをぶつけられたときは、本書とともに決して自分が一人ではないことを思い出してください。そして、看護師のみなさん一人ひとりが看護への情熱を失うことなく、再び笑顔で羽ばたいていただければ、筆者にとってこのうえない幸せです。

2020年 4 月
廣田早恵美

著者紹介

廣田早恵美 （ひろた・さえみ）

株式会社メディカルコミュニケーションポート取締役
1976年北海道生まれ。1998年一般病院に就職。新人看護師の教育担当になっ
たことをきっかけにコーチングを学び始める。複数のコーチ資格を取得し、
1 on 1 コーチングのコーチ歴は10年以上。2016年に医療・福祉従事者を対象
にした研修やパーソナルコーチングを提供する株式会社メディカルコミュニ
ケーションポートを設立。また医療分野以外では、ビジネス研修などで個人
とチームのパフォーマンス向上をサポートしている。著書として『患者・家
族に寄り添うアドバンス・ケア・プランニング』(メヂカルフレンド社、2019
年) の分担執筆、看護管理者向けの学習誌などの執筆がある。

クレーム対応に困らないナースの「謝罪力」「交渉術」
―対人関係力を高める7つのレッスン―

• •

2020年4月24日　第1版第1刷発行　　　　　　定価（本体1,800円＋税）

著　者　廣田早恵美©　　　　　　　　　　　　　　〈検印省略〉

発行者　小倉　啓史

発行所　　株式会社　メヂカルフレンド社

〒102-0073　東京都千代田区九段北3丁目2番4号
麹町郵便局私書箱48号　電話(03)3264-6611　振替　00100-0-114708
http://www.medical-friend.co.jp

Printed in Japan
落丁・乱丁本はお取り替えいたします　　　　印刷／奥村印刷㈱　製本／㈲井上製本所
ISBN978-4-8392-1653-5　C3047　　　　　　　　　　　　　　　106136-145